LA PRATIQUE

DES

MALADIES DES VOIES URINAIRES

DANS LES HOPITAUX DE PARIS

7821-94. — Corbeil. Imprimerie Crété.

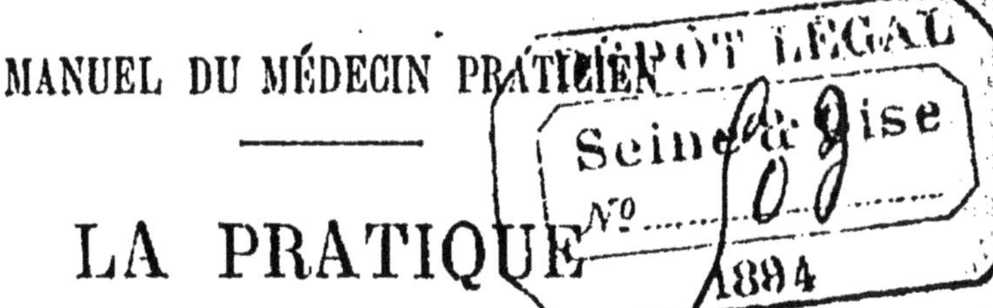

LA PRATIQUE

DES

MALADIES DES VOIES URINAIRES

DANS LES HOPITAUX DE PARIS

AIDE-MÉMOIRE ET FORMULAIRE

DE THÉRAPEUTIQUE APPLIQUÉE

PAR

Le Professeur PAUL LEFERT

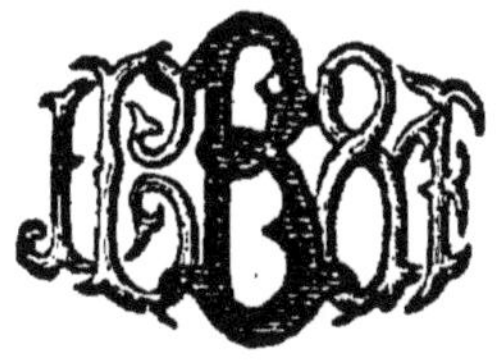

PARIS

LIBRAIRIE J.-B. BAILLIÈRE et FILS

19, rue Hautefeuille, près du boulevard Saint-Germain.

1895

Tous droits réservés.

PRÉFACE

Nous avons pensé qu'il y avait utilité à présenter la *pratique* des médecins et des chirurgiens des hôpitaux de Paris : MM. Albarran, Bazy, Bouilly, Ducastel, Dujardin-Beaumetz, Duplay, Fournier, Félix Guyon, Jaccoud, Jullien, Lancereaux, Lecorché, Ledentu, Mauriac, Monod, Péan, Pozzi, Quenu, P. Reclus, Ricard, Richelot, Alb. Robin, Schwartz, G. Sée, P. Segond, Félix Terrier, Tillaux, Tuffier, Verchère, Verneuil, etc., sur les maladies des voies urinaires.

On trouvera, traitées dans ce livre, les questions qui s'offrent chaque jour à l'observation de tout praticien : *Abcès urineux, Albuminurie, Antisepsie des voies urinaires, Calculs, Coliques néphrétiques, Cystites, Ectopie testiculaire, Empoisonnement urineux, Fistules, Gravelle, Hydrocèle vaginale, Incontinence d'urine, Injections et Instillations, Insuffisance urinaire, Kystes du rein, Lithotritie, Maladie kystique, Néphrectomie, Néphrite, Néphroptose, Néphrorraphie, Néphrotomie, Phimosis, Prostatite, Pyélonéphrite, Rein flottant, Rétention d'urine, Rétrécissements de l'urètre, Ruptures, Taille, Tuberculose urinaire, Tumeurs, Urémie, Urétrite, Urétrotomie, Varicocèle,* etc.

Cet ouvrage, dû à la collaboration de 100 médecins et chirurgiens des hôpitaux de Paris, renferme plus de quatre cents consultations sur les cas les plus nouveaux et les plus variés.

Il permet au médecin instruit de se rappeler ce qu'il a vu, alors qu'étudiant, il suivait les services hospitaliers de Paris ; il permet à celui qui depuis longtemps s'est relégué dans la pratique, de se tenir au courant des nouvelles méthodes de traitement.

Le praticien est toujours certain, quel que soit son choix, de s'appuyer sur les conseils d'un confrère dont le nom fait autorité.

Sans doute, au lit du malade, l'état particulier de ce dernier a au moins autant de poids que le genre de maladie dont il est atteint ; il n'en reste pas moins que chaque médecin a pour chaque maladie un ensemble de moyens formant un arsenal, dans lequel il puise incessamment, sauf à choisir l'agent qui s'adapte le mieux à la constitution propre du patient.

Pour faciliter les recherches et pour rendre par cela même le livre plus utile, nous l'avons complété par deux tables alphabétiques, l'une par noms d'auteurs, l'autre par ordre de matières. De telle sorte que l'on peut à la fois avoir l'opinion de tel ou tel professeur sur les diverses questions qui sont à l'ordre du jour et en même temps passer en revue l'opinion des divers chefs de service sur un sujet déterminé.

Nous remercions ceux de nos savants maîtres qui ont bien voulu nous donner quelques notes inédites ; elles ne pourront qu'augmenter l'intérêt de notre travail.

Paris, le 15 septembre 1894.

P. L.

LA PRATIQUE

DES

MALADIES DES VOIES URINAIRES

DANS LES HOPITAUX DE PARIS

ABCÈS URINEUX.

Félix Guyon.

Incision large, faite de très bonne heure, avant qu'il y ait de la fluctuation, comprenant toute l'étendue antéro-postérieure de l'abcès, allant jusqu'à l'aponévrose superficielle inclusivement, au-dessous de laquelle se trouve la collection. Section des parties molles, couche par couche, sur la ligne médiane. Incision de la poche dans toute sa longueur, sans laisser de cul-de-sac ni à une extrémité ni à l'autre. Avec le doigt, destruction des brides qui la cloisonnent.

La récidive et la persistance du trajet fistuleux seront combattues par le *drain au plafond*. Ce drain est fixé de la manière suivante :

Faire au sommet de la poche une contre-ouverture, répondant à la partie latérale d'un des corps caverneux.

L'index gauche est introduit dans la plaie jusqu'au niveau de ce sommet, on l'en coiffe, en le faisant

1.

saillir sous la peau, on incise les téguments sur lui, de dehors en dedans. Le drain est alors fixé dans cette contre-ouverture et maintenu par une épingle anglaise.

Maintenir le drain jusqu'à oblitération complète de la cavité environnante.

Tillaux.

Incision précoce sans attendre que la fluctuation devienne manifeste. On évite ainsi l'infiltration d'urine, qui arriverait fatalement, le foyer communiquant dès cette époque certainement avec le canal.

Position de la taille. Incision médiane verticale.

Section couche par couche des parties indurées jusqu'à ce qu'on arrive dans le foyer confinant à l'urètre et qu'on n'atteint qu'après avoir traversé deux ou trois centimètres.

Lavage à la solution phéniquée forte. Bandage en T.

Duplay.

Inciser largement la poche avec le thermo-cautère et favoriser le bourgeonnement et la cicatrisation de la cavité par des cautérisations répétées de temps à autre.

Paul Segond.

1° Incision le plus rapidement possible, faite sur la ligne médiane, de manière à ce qu'elle soit toujours en regard de l'urètre.

Incision antéro-postérieure allant en profondeur jusqu'à l'urètre.

2° Traiter la cause de l'abcès.

Ici trois opinions sont en présence:

Première opinion. — Sectionner immédiatement le

rétrécissement par l'urétrotomie interne et mettre une sonde à demeure.

Deuxième opinion. — Attendre six à sept jours et opérer comme précédemment.

Troisième opinion. — Comme le recommande M. Guyon, ne jamais toucher au canal avant quinze jours.

ALBUMINURIE.

Germain Sée.

I. Régime Alimentaire. — 1° *Lait.* — Le lait est indiqué dans les albuminuries d'origine cardiaqu mais il agit alors surtout comme diurétique et pe être remplacé par la lactose, moins irritante et qui permet l'usage d'autres aliments. L'utilité du lait est indiscutable dans les *néphrites chroniques*, dans les *néphrites parenchymateuses aiguës*, comme celles de la grossesse, de la scarlatine.

Dans l'albuminurie physiologique et dans toutes les néphrites interstitielles, quelle qu'en soit la cause (syphilis, alcoolisme, saturnisme, goutte, diabète), il n'est utile que comme aliment mixte, incomplet.

2° *Œufs.* — L'usage en est inoffensif, pourvu qu'ils soient cuits ; l'œuf cru seul doit être proscrit.

3° *Viandes blanches.* — Elles sont recommandées ainsi que le *poisson* ; les viandes noires au contraire doivent être défendues.

4° *Légumes secs azotés* (haricots, pois, lentilles). — Ils peuvent être donnés comme complément du régime lacté.

5° *Fruits.* — Ils constituent une ressource utile dans le traitement des brightiques. Les *noix* sont condamnées en raison de leur richesse en albumine.

6° *Alcool.* — Il est défendu.

7° *Thé, café.* — Ils sont plutôt utiles.

II. Thérapeutique alimentaire et pharmacologique. —

1° *Albuminuries fonctionnelles.* — Pas de traitement spécial; hygiène; éviter le refroidissement.

2° *Albuminuries d'origine cardiaque.* — Traiter la maladie de cœur par les moyens ordinaires (digitale, iodure, diurétiques).

3° *Néphrites parenchymateuses.* — Lait à la dose de trois litres par jour. — Régime azoté. — Thé.

4° *Néphrites interstitielles.* — Régime fortifiant (graisses et hydrates de carbone); viandes blanches, légumes azotés ou amylacés.

5° *Néphrite syphilitique*: — Lait. — Traitement mercuriel spécifique.

Proscrire absolument les saignées, ventouses et vésicatoires; n'accorder que peu de confiance aux diurétiques, à part la lactose, et s'adresser de préférence, aux iodures, aux sels de strontium et de calcium, sous forme de bromures, de lactates ou de chlorures.

G. Hayem.

I. Régime spécial. — 1° *Hygiène.* — Hygiène de la peau : bains tièdes, frictions sèches modérées. — Exercice modéré; repos dans les poussées aiguës.

2° *Aliments.* — Régime lacté intégral, tant que la diurèse n'est pas satisfaisante.

Dans certains cas, lorsqu'il y a apepsie, on peut remplacer le lait par le kéfir.

Permettre l'usage des légumes verts; écarter les légumes piquants, comme le radis et les navets.

Comme albuminoïdes, on tolérera la viande blanche (Veau, agneau, poulet), le poisson, les coquillages, les crustacés.

Défendre les œufs.

3° *Boissons.* — Vin coupé d'eau, bière légère.

II. Traitement médicamenteux. — 1° *Diurétiques.* — Ils

sont particulièrement utiles dans les formes aigües ou suraigües, avec diminution de l'urine et anasarque à développement rapide : les meilleurs sont la digitale, la digitaline. N'employer qu'avec prudence les sels de potasse et les diurétiques végétaux.

Le calomel, le jaborandi peuvent rendre des services, mais sont inconstants dans leurs effets.

2° *Purgatifs.* — Ils peuvent rendre de grands services. Les sels neutres et l'eau-de-vie allemande seront donnés de préférence.

3° *Alcalins* (bicarbonate de soude et de potasse, sels de lithine). — Ils sont contre-indiqués dans les cas graves.

4° *Chlorure de sodium.* — Il est indiqué, lorsqu'il y a cachexie et anémie.

5° *Iodure de potassium.* — Surtout utile dans le cas de petit rein artério-scléreux, à la dose de deux grammes par jour et pendant longtemps.

6° *Médication reconstituante et anti-anémique.* — Elle sera représentée par le fer et l'arsenic.

III. TRAITEMENT ANTIPHLOGISTIQUE. — Saignée générale dans le cas de maladie récente, avec douleur rénale, fièvre, pouls dur, peu dépressible, urines rares et foncées.

Ventouses sur la région lombaire, ventouses scarifiées de préférence.

Repousser la révulsion par les vésicatoires ou la teinture d'iode.

IV. TRAITEMENT PAR LES EAUX MINÉRALES. — Au début ou dans les cas de poussées actives, prescrire les eaux minérales de Vichy, de Vals, (eaux bicarbonatées sodiques fortes).

Dans les périodes avancées, ces mêmes eaux sont contre-indiquées. Préférer l'eau de Saint-Nectaire (eau bicarbonatée et chlorurée) ou les eaux chlorurées sodiques (Bourbonne, Bourbon-Lancy, Bourbon-l'Archambault, Salies de Béarn.

A. Ferrand.

1° *Contre l'organe atteint*, employer un traitement antiphlogistique, tempérant : les saignées locales modérées, la révulsion cutanée, les diaphorétiques, la digitale, l'alun, le perchlorure de fer, les balsamiques et les diurétiques.

2° *Contre les altérations du sang*, proscrire du régime les albumineux (œufs, crème), administrer le sel marin, les sels neutres du sang.

Régime alimentaire tonique, dont la viande et le vin feront la base.

3° *Combattre l'anémie*, et s'il y a lieu donner des eupeptiques ; favoriser l'hématose par des inhalations d'oxygène et par les excitants des fonctions absorbantes et éliminatrices de la peau (vêtements de laine, bains excitants, fumigations sèches et aromatiques); exciter les fonctions glandulaires (eaux minérales chlorurées et alcalines).

Henri Huchard.

Les sels de strontiane produisent de bons résultats dans l'albuminurie symptomatique de néphrite parenchymateuse, rhumatismale, scrofuleuse et goutteuse. L'albumine diminue dans d'assez fortes proportions, sans cependant disparaître complètement, mais elle reparaît dès qu'on suspend le traitement. Cette médication est inefficace dans la néphrite interstitielle, dans les lésions rénales de la tuberculose et de la syphilis, et aussi lorsque l'affection rénale est arrivée à la période d'urémie.

Voici quelques formules :

n° 1. Lactate de strontiane........ 100 grammes.
    Eau distillée................. 500   —

Une cvillerée à bouche (contenant 3 grammes de lactate) matin et soir.

n° 2. Lactate de strontiane........ 75 grammes.
    Sirop d'écorces d'oranges amè-
       res......................... 500   —

Une cuillerée à soupe (20 grammes de sirop renfermant 3 grammes de lactate), cinq à six fois par jour.

n° 3. Bromure de strontium....... 20 grammes.
    Eau distillée................. 300   —

Une cuillerée à bouche (renfermant 1 gramme) trois ou quatre fois par jour.

n° 4. Iodure de strontium........ 200 grammes.
    Eau distillée 300   —

Une cuillerée à bouche, deux à quatre fois par jour.

Enfin le nitrate de strontiane, soluble également, peut être porté sans inconvénient à la dose de 15 à 20 grammes par jour.

Albert Robin.

Albuminuries phosphaturiques. — Les principales indications sont :

1° *Diminuer la désintégration générale* dans les tissus riches en phosphore (Huile de foie de morue, arséniate de soude).

2° *Favoriser l'assimilation des phosphates* fournis à l'organisme (association de phosphates aux préparations strychniques, magnésie, hypophosphites, phosphoglycérates).

3° *Augmenter les oxydations* (inhalations d'oxygène, sulfate de quinine, extrait de quinquina).

4° *Favoriser la reconstitution des globules rouges* (médication arsenicale, ferrugineuse et strychnique).

5° *Combattre l'albuminurie* (acide gallique, régime iodo-tannique, régime lacté mixte).

Remplir par étapes, successivement, ces différentes indications.

Compléter par une cure hydro-minérale (Saint-Nectaire, eaux chlorurées sodiques fortes, Brides).

J. Comby.

Albuminurie de la néphrite aiguë chez l'enfant. — Régime lacté absolu.

Albuminurie légère. — I. RÉGIME. — Régime mixte.

Donner de 1 à 2 litres de lait en vingt-quatre heures (une petite tasse toutes les deux heures).

Permettre les viandes blanches, la croûte de pain, les légumes verts bien cuits, les fruits cuits.

Pas de fatigue, pas d'émotions; éviter le refroidissement, stimuler les fonctions cutanées (bains salés ou sulfureux, frictions cutanées).

II. TRAITEMENT. — Diurétiques. — Tisane diurétique de Cullen :

Fleurs de genêt................	30	grammes.
Baies de genièvre.............	10	—
Eau........................,.....	1000	—
Sirop des cinq racines........	50	—

Mêlez; trois ou quatre tasses par jour.

La spartéine peut être donnée suivant cette formule :

    Sulfate de spartéine........   10 centigr.
    Eau distillée...............   50 grammes.
    Sirop de Tolu..............   30   —

Trois cuillerées à café par jour.

Le lactate de strontium a été recommandé :

    Lactate de strontium...........   10 grammes.
    Eau distillée...................   60   —
    Sirop d'écorce d'oranges amères.   20   —

Une cuillerée à dessert matin et soir.

On peut donner également l'iode, sous forme de sirop d'iodure de fer ou de sirop iodo-tannique.

En cas de poussée aiguë, appliquer des ventouses sur la région lombaire.

Pendant la belle saison, conseiller une cure à Saint-Nectaire (Auvergne) ou à Ragatz (Suisse).

ANTISEPSIE DES VOIES URINAIRES.

Félix Guyon.

I. ANTISEPSIE CHIRURGICALE. — Le nitrate d'argent et l'acide borique sont les agents qui répondent le mieux aux besoins de la pratique urinaire.

L'antisepsie chirurgicale suffit à empêcher l'infection des urinaires aseptiques.

Chez ceux qui sont déjà infectés, on peut aussi agir avec sécurité, à condition de ne pas oublier qu'on se doit surtout préoccuper de la vessie.

II. ANTISEPSIE MÉDICALE. — Le salol n'a pas donné de résultats, le biborate de soude éclaircit les urines, mais il ne garantit pas l'asepticité.

Terrier.

L'antisepsie urinaire peut s'obtenir par l'administration de médicaments internes, tels que le borax, à la dose de 15 à 16 grammes par jour, soit 5^{gr}.50 à 6^{gr}.50 d'acide borique.

Albarran.

I. ASEPSIE DES INSTRUMENTS. — 1° Instruments métalliques : étuve à 150°, acide phénique à 5 p. 100.

2° Instruments en gomme, Sondes en gomme :

A l'hôpital, on peut employer la stérilisation par l'acide sulfureux, par l'autoclave, par l'étuve sèche à 150°, les sondes étant introduites dans des tubes de verre, bouchés à la ouate.

En ville, on peut se contenter d'injecter dans l'intérieur de la sonde de l'alcool à 70°, puis du sublimé à 1 p. 1000, après quoi, on fait bouillir, pendant 20 minutes, l'instrument dans l'eau.

II. CONSERVATION DES INSTRUMENTS ASEPTIQUES. — A *l'hôpital*, dans le service du professeur Guyon, à Necker, les instruments sont conservés dans des boîtes de fer-blanc étamé, servant à la stérilisation par l'étuve ou par l'acide sulfureux. Chaque matin ces sondes sont retirées par l'infirmier, qui auparavant a fait la toilette de ses mains, et elles sont plongées dans une solution antiseptique à 1/1000 jusqu'au moment où le chirurgien en a besoin.

En ville, on peut se servir de tubes en verre, contenant une solution de sublimé, bouchés à l'émeri.

III. ANTISEPSIE DU CHIRURGIEN. — Les mêmes précautions doivent être usitées en chirurgie urinaire qu'en chirurgie générale (1).

IV. ANTISEPSIE DU MALADE. — 1° *Gland, prépuce et méat.* — Lavage soigné au savon et au sublimé à 1 p. 1000.

(1) Voyez Paul Lefert, *La pratique journalière de la Chirurgie dans les hôpitaux de Paris,* p. 31 et suiv.

2° *Urètre.* — Injecter à l'aide de la seringue une certaine quantité d'acide borique en solution à 4 ou 5 p. 100, puis, comme l'acide borique est insuffisant pour détruire les microbes de l'urètre, ainsi que l'ont démontré les recherches de MM. Petit et Wassermann, on fera suivre ce lavage d'une injection de nitrate d'argent à 1 p. 1000.

La sonde, avant d'être introduite dans le canal, sera trempée dans de l'huile phéniquée au 1/15.

3° *Vessie.* — Si les urines sont claires, lavage avec l'acide borique à 4 ou 5 p. 100.

Si les urines sont troubles et s'il y a infection de la vessie, laver largement à l'acide borique, puis au nitrate d'argent au 500°, en laissant dans la vessie 25 à 30 grammes de cette solution.

4° *Urines.* — Pour diminuer le pouvoir de culture des urines, on peut donner le salol à l'intérieur (2 à 3 grammes par jour). L'acide borique et le borate de soude à l'intérieur n'ont aucune action modificatrice du pouvoir cultivant de l'urine.

Bazy.

Le salol, pris à la dose quotidienne de 4 à 5 grammes, empêche les fermentations et l'introduction des toxines urinaires dans le sang.

Avant de pratiquer une opération ou même le cathétérisme, chez un malade atteint d'une affection des voies urinaires, il est donc utile d'employer ce médicament, de façon à prévenir la fièvre et l'absorption des toxines, dont elle est symptomatique.

Reynier.

La puissance antiseptique du salol sur les urines ne peut être mise en doute ; le prescrire à la dose de 4 grammes par jour ; la purulence des urines diminue notablement sous l'influence de ce seul traitement.

Tuffier.

Au point de vue du salol comme antiseptique urinaire, je ne connais pas d'observation dans laquelle un examen bactériologique ait montré l'action bactéricide du salol dans les cas d'infection de la vessie ou du rein.

Quant à l'asepsie du cathétérisme et des lavages vésicaux, on peut l'obtenir, en conservant les sondes en caoutchouc et même en gomme dans des porte-tubes en verre contenant une solution de sublimé au 1/1000e.

Pour les instillations, se servir d'une sonde spéciale, qui est imitée de la seringue aseptique de Roux et qui est un instrument chirurgicalement et bactériologiquement aseptique.

F. Dreyfous.

Un antiseptique des organes urinaires doit répondre à plusieurs indications :

1° Être peu soluble ;

2° N'être pas toxique.

3° N'être ni un antithermique, ni un antiseptique général, ni un antiseptique intestinal, et réserver son action pour les organes urinaires.

Le salol introduit dans l'organisme se décompose en acide phénique et acide salicylique, qui tous deux passent dans l'urine, le premier sous forme de phényl-sulfate, le second en nature.

L'urine de personnes ayant ingéré du salol est rendue antiseptique.

D'autre part, le salol, même à doses élevées, est très bien supporté ; il n'a pas d'action toxique, il est insoluble.

Le salol pourrait donc être employé par les chirurgiens qui pratiquent des opérations sur les voies urinaires.

ANURIE CALCULEUSE.

Félix Guyon.

Les injections de sérum artificiel ont une notable influence sur le taux de l'urée, qui, à leur suite, augmente dans une proportion remarquable.

La formule du liquide injecté est la suivante :

Eau distillée stérilisée.....	1000	grammes.
Chlorure de sodium pur...	5	—
Sulfate de soude.........	10	—

Le Dentu.

I. Traitement médical. — Il doit d'abord être employé au début, alors qu'il y a simplement oligurie et abaissement du taux de l'urée dans l'urine.

Purgatifs drastiques, favorisant l'hypersécrétion de la muqueuse intestinale et permettant d'entraîner une partie de l'urée.

Bains chauds, pour combattre la contrature de l'uretère.

Boissons diurétiques en quantité modérée.

II. Traitement chirurgical. — Il est seul possible en présence des accidents urémiques et devra être dirigé contre la cause de la rétention. La plus grande hardiesse se trouve légitimée par le péril extrême des malades.

La néphrotomie pourra, dans ce cas, être pratiquée d'urgence.

BALANITE.

Bouilly.

Grands bains répétés.

Injections de nitrate d'argent ou d'acide borique à 4 p. 100, faites entre le gland et le prépuce.

La circoncision est indiquée, si la balanite est due à l'existence de chancres sous-préputiaux ou s'il y menace de gangrène.

E. Schwartz.

Repos et emploi des émollients.

Lavages fréquents du gland avec une solution antiseptique (nitrate d'argent 1/50°, etc) et, si le prépuce est trop étroit, injections entre le prépuce et le gland.

Attouchement des points ulcérés avec le crayon de nitrate d'argent.

BALANO-POSTHITE SUPPURÉE.

Alfred Fournier.

Deux indications principales :
1° Propreté et asepsie ;
2° Cautérisation de la surface suppurante.
Le traitement sera le suivant :
1° Bains généraux prolongés ; repos ;
2° Chaque jour, trois bains locaux tièdes à l'eau de guimauve et suivis d'une irrigation à l'eau boriquée ;
3° Chaque irrigation boriquéé sera suivie d'une nouvelle injection avec une solution de nitrate d'argent au 1/100°.

BLENNORRAGIE.

Voir *Uréthrite blennorragique*, p. 224.

BLENNORRHÉE.

Voir *Uréthrite chronique*, p. 234.

BLESSURES DE L'URETÈRE.

S. Pozzi.

Blessures chirurgicales de l'uretère.—Dans l'extraction de certaines tumeurs rétro-péritonéales, il peut arriver de blesser l'uretère.

Au point de vue de la conduite à tenir, trois cas principaux se présentent :

1° *Déchirure latérale*, sans solution totale de continuité.

Avec les précautions antiseptiques usitées dans la chirurgie intestinale, suturer l'uretère avec une soie fine. Cela fait, introduire par la vessie, dans l'uretère, une sonde assez longue, telle que celle de Pawlik, allant au delà de la suture et la laisser à demeure durant huit jours.

Au cas où, soit par suite d'un rétrécissement de l'uretère, soit par une raison quelconque, on ne pourrait cathétériser l'uretère, on s'efforcera d'isoler de la grande cavité péritonéale, la cavité créée par énucléation de la tumeur, en ramenant autant que possible ses bords du côté de la grande ouverture abdominale, et le fond de cette cavité sera tamponné à l'aide de gaze iodoformée.

2° *Déchirure complète* avec solution de continuité, mais sans destruction des connexités.

Même conduite que dans le premier cas.

3° *Rupture complète* avec arrachement de l'un des bouts, généralement le bout inférieur, disséqué dans une étendue plus ou moins grande.

La réparation ne peut plus être espérée. Le traitement doit donc viser à éviter les accidents d'infection à la suite de la pénétration de l'urine dans le péritoine et pour cela deux moyens sont en présence:

a. La création d'une fistule urétérale,

b. La néphrectomie immédiate,

L'état du sujet devra décider pour le choix de ces deux opérations.

BLESSURES DE LA VESSIE.

S. Pozzi.

Blessures au cours d'une opération. — Tenter la réunion immédiate avec une suture continue au catgut, à deux ou trois étages superposés.

Employer le catgut de préférence à la soie qui, étant poreuse, pourra plus facilement s'infecter.

Sonde à demeure pendant dix jours.

BRIGTHISME.

Voir *Albuminurie*, p. 11, *Néphrites*, p. 119.

CALCULS VÉSICAUX.

Tillaux.

La présence d'un calcul dans la vessie étant reconnue, on doit proposer au plus tôt son extraction.

I. LITHOTRITIE. — La lithotritie rapide et complète en une séance est alors la méthode de choix et doit être employée toutes les fois qu'elle n'est pas matériellement impossible.

Contre-indications. — La lithotritie sera contre-indiquée, lorsqu'il existe un rétrécissement uréthral.

Voir aussi *Lithotritie*, p. 107.

II. TAILLE. — La consistance de la pierre fera préférer dans certains cas la taille. Certaines vessies fongueuses, saignantes supportent mal la lithotritie, tandis que la taille peut débarrasser rapidement l'organe sans froisser les parois.

CALCULS DE L'URETÈRE.

Tuffier.

1° *Le calcul siège dans la portion pelvienne de l'uretère.* — Pratiquer la taille hypogastrique.

2° *Le calcul siège dans la portion moyenne.* — Incision de 8 centimètres, à 3 travers de doigt en dehors du muscle grand droit : décollement du péritoine jusqu'à la rencontre du corps étranger.

3° *Le calcul n'est pas senti.* — Aller à sa recherche par l'incision lombaire de la néphrotomie ; pratiquer l'exploration de la portion supérieure de l'uretère et du bassin.

CANCER DE LA VERGE.

P. Reclus.

Lorsque le mal est limité, l'ablation des parties malades est formellement indiquée.

Si les ganglions de l'aine étaient atteints, on prolongerait l'opération pour les extirper.

Pour un *épithéliome circonscrit au prépuce*, on se contenterait de la circoncision.

E. Schwartz.

L'ablation complète des parties malades est le seul traitement rationnel.

1° Si le cancer est limité au prépuce et au fourreau de la verge, on pourra n'enlever que le prépuce et une partie du fourreau, si les corps caverneux ne sont pas encore atteints.

2° Si la lésion est plus étendue, l'ablation de la verge s'impose.

TECHNIQUE. — La portion du pénis qu'on doit sacrifier est entourée d'une compresse. De la main gauche, le chirurgien tient cette partie en tirant légèrement la peau vers le gland, tandis qu'un aide maintient la verge dans la région de l'aine.

Section rapide du pénis dans toute son épaisseur, en partant de la face dorsale. Ligature des artères au fur et à mesure qu'elles sont sectionnées.

Afin d'éviter la rétraction si fréquente du canal, on peut couper le pénis sur une sonde préalablement introduite dans l'urèthre.

CATARRHE VÉSICAL.

Tillaux.

I. TRAITEMENT GÉNÉRAL. — Modifier la composition des urines par l'usage des eaux de Contrexéville, Vittel, Evian, de tisanes de stigmates de maïs, d'uva ursi, de bourgeons de sapins, d'eucalyptus globulus, etc.

Préparations balsamiques au copahu, au cubèbe, au baume de Tolu.

Carbonate de lithine.

Combattre la constipation avec soin.

II. TRAITEMENT LOCAL. — Lavages de la vessie à l'eau boriquée tiède.

Injections de nitrate d'argent à 1/500.

III. RÉGIME. — Hygiène; pas d'excès, éviter l'alcool.

CATHÉTÉRISME DE L'URÈTRE.

Félix Guyon.

Trois principes dominent la pratiqué du cathétérisme :

1° Le cathétérisme doit toujours être pratiqué comme on pratique le touche: en général, c'est-à-dire que l'on doit reconnaître à l'aide de l'instrument la voie à parcourir, de même qu'on reconnaît avec la pulpe des doigts les parties que l'on veut explorer.

2° On doit toujours savoir exactement avec quelles régions de l'urètre on se trouve en contact.

3° Il faut se servir des deux mains, c'est-à-dire que tandis que la main droite introduit l'instrument, la gauche doit lui préparer la voie par sa façon d'agir sur l'urètre.

I. Soins préparatoires. — Faire coucher le malade dans la position horizontale, en l'invitant à se rapprocher le plus possible du bord droit du lit et placer sous son siège un coussin dur, en lui recommandant de fléchir modérément les genoux.

Nettoyage antiseptique du malade : lavage du gland au sublimé à 1/1000, injection d'acide borique tiède dans la vessie. Cette injection sera poussée lentement et graduellement.

De son côté, le chirurgien prendra les mêmes précautions antiseptiques que pour toute autre opération.

Avant d'introduire la sonde, on la plongera, afin d'en faciliter le glissement, soit dans une solution d'huile phéniquée, soit dans un mélange à parties à peu près égales jusqu'à consistance demi solide, d'eau, de savon et de glycérine, antiseptisé par le sublimé, suivant la formule :

Poudre de savon................	50 grammes.
Glycérine.....................	⎰ āā 25 —
Eau	⎱
Sublimé,......................	2 centigr.

Usage externe.

Cette pommade est aseptique et n'exerce aucune action irritante sur le canal. D'autre part, elle facilite considérablement le cathétérisme de l'urètre et de la vessie, attendu qu'elle est beaucoup plus glissante que toutes les substances employées habituellement pour lubrifier les sondes, telles que vaseline, huile, graisses, et glycérine pure.

II. TECHNIQUE. — Présenter la sonde de telle sorte que la concavité de la courbure regarde la face interne de la cuisse droite vers sa partie moyenne.

Premier temps. — Après avoir ainsi placé l'instrument, le conduire doucement et graduellement jusqu'au cul-de-sac du bulbe, où il arrive transversalement, le talon étant appuyé sur la paroi latérale gauche, le bec sur la paroi latérale droite.

Durant ce premier temps, la verge et l'instrument sont peu à peu ramenés sur la ligne médiane, et mis parallèlement à la paroi abdominale.

Deuxième temps. — Il répond au moment où l'instrument doit franchir l'orifice sous-pubien et ne doit s'accomplir que lorsqu'on sent que l'instrument demande à avancer et s'incline pour commencer le mouvement d'abaissement qui caractérise ce temps.

Laisser complètement la verge et, de la main gauche rendue libre, déprimer fortement les parties molles de la région sus-pubienne, de façon à obtenir le relâchement du ligament suspenseur.

De la main droite, soutenir le pavillon, le maintenir sur la ligne médiane, le bec de l'instrument étant exactement tenu le long de la paroi supérieure.

Troisième temps. — Il correspond à la traversée de la prostate et dans l'état de santé se confond avec le second temps. A l'état pathologique, il doit permettre de reconnaître les modifications subies par le défilé prostatique. Ce troisième temps se termine par la pénétration de l'instrument dans la vessie, moment qui est reconnu par une sensation de liberté complète et par la grande mobilité en tout sens que l'on peut donner au bec de l'instrument.

Arm. Desprès.

Cathétérisme de l'urètre dans l'hypertrophie prostatique. — *Premier procédé :* CATHÉTÉRISME AVEC LA SONDE MOLLE, MUNIE D'UN MANDRIN. — Se servir d'une sonde à bout rond ou à bout conique, suivant qu'il y a hypertrophie totale de la prostate ou seulement hypertrophie latérale, ce qu'indique le toucher rectal. Le mandrin doit être courbé presque à angle droit, de façon que le bec courbé de la sonde ait environ 3 centimètres de longueur.

Se placer à gauche du malade et introduire la sonde jusqu'à la région membraneuse, ce qui n'offre jamais de difficultés. Arrivé au-dessous du pubis, il faut chercher à basculer, et aussitôt qu'on se sent arrêté, retirer un peu la sonde, et, maintenant la sonde immobile, on la fait glisser sur le mandrin : elle pénètre alors très facilement dans la vessie; retirant alors le mandrin, on n'a plus qu'à laisser couler l'urine.

Deuxième procédé : CATHÉTÉRISME AVEC LA SONDE D'ARGENT RIGIDE. — Employer soit la sonde rigide à

2.

grande courbure, soit la sonde à petite courbure, de préférence cette dernière qui est peut-être plus sûre.

Commencer par pratiquer le toucher rectal, afin de connaître le volume de la prostate. Se placer à gauche du malade et introduire la sonde d'abord dans une direction perpendiculaire à l'axe du corps, et peu à peu l'amener à être parallèle à la ligne médiane, le pavillon étant rapproché de la verticale.

C'est alors que le bec de la sonde franchit le collet du bulbe et qu'il faut redoubler de précautions pour éviter une fausse route.

Pousser la sonde avec douceur en la faisant basculer, c'est-à-dire en la rendant parallèle aux cuisses. Au premier obstacle, il faudrait s'arrêter, retirer la sonde et recommencer toujours avec même régularité.

Le mouvement de bascule constituant le grand écueil de ce cathétérisme, il faut pour l'exécuter, tenir compte de l'état de distension de la vessie, c'est-à-dire de l'époque de l'apparition de la rétention d'urine.

Si la rétention n'est que de vingt-quatre heures, il faut basculer de bonne heure.

Si la vessie est très pleine, il faut au contraire basculer tard.

Veiller à ce que la sonde métallique ait une direction presque rigoureusement parallèle à l'axe des cuisses et surtout agir avec lenteur et douceur.

CHLOROFORMISATION.

Félix Guyon.

Chloroformisation dans la chirurgie des voies urinaires. — Certains chirurgiens ont émis des doutes sur l'utilité et l'efficacité de la pratique

du chloroforme en chirurgie urinaire, or notre expérience personnelle nous a montré qu'à ce point
de vue la chirurgie des voies urinaires ne se sépare
pas de la chirurgie générale.

Dans la lithotritie, l'anesthésie chloroformique
fournit de véritables garanties et permet d'agir
avec plus de douceur, de prudence et de précision;
bien plus, on peut dire que, d'une façon générale,
dans la majorité des cas de lithotritie, elle met le
malade à l'abri des accidents fébriles. Le chloroforme
met le muscle vésical dans un état de tolérance, de
résolution qui diminue, sans l'abolir complètement,
la contractibilité de la vessie et facilite ainsi les
manœuvres intravésicales, en permettant de les cal-
culer de telle sorte qu'elles soient toutes effectives
et d'arriver par cela même à un résultat heureux.
Sans suppléer à l'expérience nécessaire pour la bonne
et rapide exécution des manœuvres, l'insensibilité du malade les rend plus régulières, procure un
broiement plus complet et permet l'aspiration dans
de bonnes conditions. Toutefois cette insensibilité
ne saurait, dans aucun cas, autoriser la violence, et
quand le chirurgien manœuvre dans la vessie, que ce
soit avec ou sans le secours du chloroforme, son devoir
absolu est de subordonner toujours son action à la
tolérance du réservoir.

Le danger des traumatismes chirurgicaux reste le
même avec ou sans anesthésie, et il est des cas où
l'anesthésie est contre-indiquée, lorsque la contraction de la vessie est trop répétée et que malgré une
bonne administration de chloroforme, le malade
fait de trop grands efforts.

Remarquons encore que le chloroforme ne permet pas d'obtenir une augmentation de la capacité
d'une vessie pathologiquement contractée; en
cherchant à obtenir quand même ce résultat, on

n'aboutirait qu'à des révoltes ou à des accidents.

Pour la taille, la question est jugée, car, de l'aveu de tous et depuis longtemps, la taille doit se faire et se fait avec le chloroforme.

Pour l'urétrotomie interne, l'opération dans la majorité des cas est si peu douloureuse, si rapidement exécutée, que le chloroforme est bien rarement indiqué.

L'urétrotomie externe réclame nécessairement le chloroforme.

Les cathétérismes difficiles n'indiquent pas par eux-mêmes l'anesthésie, qui n'est pas un adjuvant; pourtant, dans certains cas, elle peut être utilisée, mais elle ne supprime pas les dangers ni les difficultés.

Enfin, dans le cas d'altérations rénales évidentes et avancées, il est bon d'ajouter que le chloroforme n'est pas contre-indiqué.

Nous avons pu, dans des cas semblables, pratiquer avec succès des opérations diverses sous chloroformisation continuée pendant un temps suffisamment long et nous n'avons jamais eu d'accidents.

CIRCONCISION.

Voir *Phimosis*, p. 136.

COLIQUES NÉPHRÉTIQUES.

Jaccoud.

Les indications principales ont pour but de remédier à la douleur, et sont remplies soit par les opiacés à hautes doses, soit par les bains chauds prolongés.

Les inhalations de chloroforme, poussées jusqu'à résolution, donnent également d'excellents résultats.

Les évacuants et les vomitifs doivent être proscrits, car ils exposent à des accidents graves et augmentent la douleur.

On facilitera la diurèse à l'aide d'ingestions abondantes d'eau de Seltz, de sodawater ou même eau simple.

Le Dentu.

Emploi de narcotiques ou de topiques émollients et calmants. Bains prolongés.

Lavements laudanisés.

Injections hypodermiques de morphine ou d'antipyrine. Inhalations de chloroforme.

Les vomissements seront calmés par la glace, ou la potion de Rivière.

Hayem.

Injections hypodermiques de morphine.
Applications calmantes locales.
Grands bains prolongés.

Dujardin Beaumetz.

Faire des injections sous-cutanées de morphine.
Appliquer des suppositoires avec extraits de belladone ou d'opium et de jusquiame.
Lavements de chloral.
Inhalations de chloroforme.

A. Ferrand.

Narcotiques, antispasmodiques, et anesthésiques.
Diurétiques, pour favoriser l'excrétion des calculs.

Lecorché.

I. MÉDICAMENTS PROVOQUANT LA CONTRACTION DE L'U-

RETÈRE. — Froid, révulsifs cutanés (vésicatoires et sinapismes).

II. MÉDICAMENTS DIMINUANT LA CONTRACTILITÉ DE L'URETÈRE. — Poudre ou extrait de belladone.

Frictions sur l'abdomen et la région des lombes avec la pommade suivante :

> Extrait de belladone............ 75 grammes.
> Axonge...................... 15   —

III. MÉDICAMENTS AGISSANT SUR LA SECRÉTION URINAIRE. — *a*. Térébenthine prescrite sous la forme suivante :

> Térébenthine.................. 2 grammes.
> Savon minéral................ 12   —
> Extrait de réglisse............ 12   —

Pour faire des pilules. Prendre 10 à 15 pilules, matin et soir.

b. Liquides alcalins, eaux gazeuses.

IV. MÉDICAMENTS AGISSANT CONTRE LA DOULEUR. — Pilules d'opium, (0,025) d'heure en heure (Charuel).

Chloroforme, sous forme de potion ou en inhalations.

Chloral, à la dose de 3 à 4 grammes.

Surtout chlorhydrate de morphine, en injections sous-cutanées (1).

CONCRÉTIONS ET CALCULS DES VÉSICULES SÉMINALES.

E. Schwartz.

1° Calmer les douleurs au moyen de bains, lavements au chloral, suppositoires.

2° Désobstruction des conduits éjaculateurs, soit par des pressions répétées, exercées par voie rectale

(1) Voy. *Lithiase urinaire*, p. 103.

soit par le cathétérisme combiné avec les manœuvres rectales.

CONDYLOMES DU PÉNIS.

E. Schwartz.

Traitement variable.

Papillomes peu volumineux. — Cautérisations répétées à l'acide chromique.

Ligature avec un fil de soie, combinée à la caus-
térisation au point d'origine.

Papillomes volumineux et étendus. — Ablation avec des ciseaux courbes ou au thermo-cautère.

Cautérisation énergique de la base d'implantation,
afin d'éviter les récidives.

La compression prolongée a facilement raison de
l'hémorragie, qui est due à la vascularisation des
pédicules et qui est d'ailleurs sans danger.

CONTUSION DU PÉNIS.

E. Schwartz.

1° Éviter toute intervention chirurgicale active ;
s'il y a des bosses sanguines, il faudra se garder de
les ponctionner ou de les inciser.

2° Repos absolu de l'organe et, dans certains cas,
légère compression méthodique. .

Emploi des émollients et des résolutifs, sous forme
de compresses.

CONTUSION RÉNALE.

Tuffier.

I. Au moment de l'accident. — Injections sous
cutanées d'éther, boissons chaudes.

II. TRAITEMENT MÉDICAL. — Repos absolu; morphine; glace contre les vomissements; compression de la région lombaire au moyen d'une bande de flanelle.

III. TRAITEMENT CHIRURGICAL. — Incision lombaire, permettant d'aborder le rein; de lier un vaisseau, s'il y a lieu; de pratiquer la néphrectomie, si le rein été complètement broyé.

IV. TRAITEMENT DES COMPLICATIONS. — Cathétérisme aseptique, pour vider la vessie de ses caillots. Incision des abcès périnéphrétiques.

COOPERITE.

S. Duplay.

I. AU DÉBUT. — Traitement antiphlogistique énergique.

II. A LA PÉRIODE DE SUPPURATION. — Incision même prématurée de la tumeur.

CORPS ÉTRANGERS DE L'URÈTRE.

Félix Guyon.

Corps étrangers de la portion profonde. — Quand le corps étranger occupe la portion profonde de l'urètre, ne pas chercher à l'attirer en avant; chercher plutôt à le rejeter dans la vessie.

Une fois ce but atteint, pratiquer la lithotritie.

Pour refouler le corps étranger, se servir d'une grosse bougie de cire.

Si on ne peut refouler le corps étranger, prendre une bougie fine et la faire cheminer jusqu'au delà du corps étranger. L'écoulement de l'urine se fait mieux et le corps étranger se dégage.

Le malade doit rester couché et uriner dans cette position ; le corps retombe de lui-même dans la vessie ou devient mobile dans le canal.

Corps étrangers de la région pénienne. — S'il s'agit d'un corps étranger arrêté dans la région pénienne, se garder de faire une boutonnière urétrale. Recourir à la curette articulée. On saisit le corps étranger entre la cuiller de la curette, passée derrière lui, et une bougie en cire, fortement appliquée sur sa face antérieure. Faire l'extraction, en suivant la paroi supérieure de l'urètre.

Calcul de la région pénienne. — S'il s'agit d'un calcul arrêté dans la région pénienne, surtout dans la fosse naviculaire, débrider le méat ou introduire une sonde cannelée entre le calcul et la paroi inférieure de l'urètre, puis faire basculer, de façon à ramener le calcul vers le méat.

Bouilly.

La présence d'un corps étranger étant reconnue, il faut le retirer le plus vite et le plus simplement possible.

Favoriser l'expulsion naturelle par l'ingestion de boissons abondantes et par une injection d'huile dans le canal.

On pourrait également provoquer cette expulsion, en exerçant une série de pressions, destinées à refouler le corps d'arrière en avant, en les exerçant d'abord par le rectum, puis successivement sur la verge jusqu'au niveau du méat; ce moyen convient surtout lorsqu'il s'agit d'extraire un fragment de sonde, de bougie, de porte-plume.

Il faut, dans la plupart des cas, avoir recours à l'emploi d'instruments divers, pince de trousse, pince urétrale, pince à forcipressure. On peut aussi, surtout lorsqu'il s'agit de retirer des aiguilles, des épingles, se servir d'une grosse sonde en gomme à bout coupé, de façon que le corps soit engagé dans le tube creux de la sonde et ainsi ne blesse pas l'urètre.

On aura parfois recours à la création d'une boutonnière urétrale, en incisant le canal de l'urètre sur la ligne médiane, sur la saillie faite par le corps étranger ou sur la cannelure d'un cathéter.

Le malade sera ensuite sondé régulièrement pendant quelques jours.

L'opération est la plupart du temps inoffensive.

CORPS ÉTRANGERS DE LA VESSIE.

Bouilly.

Extraction par les voies naturelles.

En cas d'incertitude sur la nature, le volume, le siège des corps étrangers, faire la *taille hypogastrique.*

Quand le corps étranger est volumineux, incrusté de concrétions calcaires et fixé sur un point de la vessie, la taille hypogastrique est indispensable.

CYSTALGIES.

Ch. Monod.

TRAITEMENT PAR LA DILATATION. — Le remède le plus efficace et le plus rapide est la dilatation forcée du conduit.

Technique. — L'opération se fait de la façon suivante :

La malade ayant été anesthésiée, est placée dans la position nécessaire pour l'examen au spéculum.

La vessie est au préalable vidée, puis on fait alors pénétrer dans l'urètre la série des petits spéculums en buis de Simon. Trois de ces petits instruments, variant comme calibre entre 11 et 18 millimètres, suffisent.

Débrider l'orifice urétral, s'il résiste ou paraît sur le point de se déchirer.

Quand la distension est suffisante pour laisser pénétrer le doigt, on achève alors au moyen de celui-ci la dilatation.

CYSTITES.

Félix Guyon.

I. TRAITEMENT PRÉVENTIF. — Supprimer la cause de la cystite (pierre chez un calculeux, rétrécissement chez un rétréci, rétention d'urine chez un prostatique).

Éviter les explorations mal à propos : pratiquer le cathétérisme dans de rigoureuses conditions d'asepsie.

II. TRAITEMENT CURATIF. — L'intervention opératoire peut être nécessaire. L'*uréthrotomie interne*, la *lithotritie* sont le traitement essentiel de la cystite des rétrécis et des calculeux. Le degré d'acuité de l'inflammation doit seul faire retarder l'intervention chirurgicale, si la cystite est par trop intense.

Le traitement médical, dirigé contre l'état inflammatoire, achèvera ce qu'a fait le traitement chirurgical en enlevant la cause.

Boissons douces; boissons alcalinisées à dose faible, suivant les cas; émollients, cataplasmes; régime lacté.

III. TRAITEMENT SYMPTOMATIQUE. — 1° *Douleur*. — L'opium est le véritable médicament de la douleur dans les cystites.

Suppositoires d'extrait d'opium ou de morphine.

Injections sous-cutanées de morphine.

Instillations de nitrate d'argent ou de sublimé.

Comme traitement opératoire, on peut employer la dilatation forcée du col, avec ou sans drainage, chez l'homme et la femme.

2° *Fréquence des mictions.* — La fréquence des mictions ne réclame pas en réalité un traitement spécial, c'est celui des lésions mêmes de la cystite. Toutefois on obtient de bons résultats avec la faradisation portée, comme dans l'incontinence nocturne infantile, dans la portion spongieuse et membraneuse de l'urètre.

3° *Suppuration de la vessie.* — Trois principales indications :

a. Évacuer complètement le réservoir urinaire (cathétérisme bien fait et souvent répété).

b. Lavage de la vessie.

c. Modifications de la muqueuse par des instillations de liquides antiseptiques : nitrate d'argent, sublimé.

Ajouter à cela la médication interne (goudron, térébenthine, eucalyptus, uva ursi, santal, benzoate de soude, acide borique).

Cystite blennorragique. — I. TRAITEMENT MÉDICAL. — Les bains, les cataplasmes, les émollients, les balsamiques à hautes doses, les calmants sont susceptibles de donner de bons résultats et peuvent être employés au début.

II. TRAITEMENT PAR LES INSTILLATIONS. — Toutefois le véritable traitement de la cystite blennorragique est dans les instillations de nitrate d'argent : 20 à 40 gouttes d'une solution au 1/50°.

Cystite calculeuse. — I. TRAITEMENT MÉDICAL. — Avant de pratiquer l'opération, si la cystite est intense, employer les calmants : lavements, suppositoires opiacés. Injections sous-cutanées de morphine.

II. Traitement chirurgical. — Enlever le calcul, cause de l'irritation vésicale, par la taille ou la lithotritie.

III. Traitement consécutif. — Il est négligeable dans la cystite calculeuse secondaire avec calcul urique.

Dans la cystite calculeuse primitive, calcul des concrétions phosphatiques, l'irritation persiste après l'enlèvement du calcul et il faut continuer à traiter la cystite par des lavages et des instillations de nitrate d'argent.

Cystite des rétrécis. — La cystite n'est pas une contre-indication au traitement du rétrécissement, cause occasionnelle de la cystite.

Au traitement chirurgical, on ajoutera les balsamiques, les tisanes de buchu, d'uva ursi, la térébenthine, le santal.

Les instillations ou injections de nitrate d'argent donneront souvent les meilleurs résultats.

Cystite tuberculeuse. — I. Traitement chirurgical ou local. — Il est formellement contre-indiqué sous forme d'instillations, de lavages ou d'applications de topiques divers.

La *taille hypogastrique* peut être utilisée dans le traitement de la tuberculose vésicale, localisée à la vessie exclusivement.

II. Traitement médical. — Il doit s'adresser spécialement à la diathèse.

Préparations de quinquina, associées au tannin.

Suppositoires d'opium, uni à la belladone, à la jusquiame, à la morphine à petites doses, auxquels on ajoute 5 à 10 centigrammes d'iodoforme ou de créosote.

Frictions, bains sulfureux; séjour au bord de la mer; eaux de Salies de Béarn.

III. Régime. — Alimentation réparatrice.

S. Jaccoud.

Cystite aiguë. — I. TRAITEMENT. — Émissions sanguines locales : applications de sangsues au périnée.

Grands bains chauds prolongés.

Si les douleurs sont trop vives, administrer l'opium sous forme de poudre de Dower :

Poudre de sulfate de potasse......	4	grammes.
— de nitrate de potasse.....	4	—
— d'ipécacuanha...............	1	—
— de réglisse................	1	—
Extrait d'opium sec et pulvérisé.	1	—

Mêlez. 55 centigrammes de cette poudre représentent 5 centigrammes d'opium.

Lorsque l'état aigu a disparu, si l'urine reprend son aspect normal, la guérison est achevée.

Si, au contraire, elle contient encore des mucosités abondantes, il faut agir sur la muqueuse vésicale, afin d'empêcher le passage à l'état chronique.

Administrer les astringents (alun, acétate de plomb, capsules de térébenthine). Tisane d'uva ursi.

II. RÉGIME. — Boissons émollientes (tisane de chiendent et de graines de lin ; tisane de chiendent émulsionnée avec de l'orgeat ; eaux gazeuses artificielles ou naturelles ; le lait est à la fois diurétique et émollient et convient tout spécialement).

Repos et diète légère.

Cystite cantharidienne. — Contre la cystite cantharidienne, le camphre a une action sédative réelle.

Cystite chronique. — I. TRAITEMENT GÉNÉRAL. — Rechercher la cause du catarrhe et diriger d'abord le traitement contre cette cause (calculs, rétrécissement urétral, prostatisme).

Assurer l'évacuation complète de la vessie par un cathétérisme régulier.

Prescrire les balsamiques : baume du Pérou, baume de copahu.

Cure thermale à Vichy, Carlsbad, Ems, Contrexéville.

II. TRAITEMENT LOCAL. — Injections médicamenteuses au tannin, au sulfate de zinc, au goudron, au nitrate d'argent.

III. RÉGIME. — Régime fortifiant; pas de vins, de liqueurs, de thé, de café.

A. Ferrand.

I. TRAITEMENT. — Pour combattre l'inflammation de la muqueuse vésicale, on emploiera les émollients, les cataplasmes, les bains, les suppositoires, ou même les émissions sanguines locales.

Les narcotiques, le laudanum surtout, sont indiqués contre la douleur.

Diurétiques doux.

Eaux de Vichy, de Vals, de Carlsbad, pour diminuer l'acidité des urines.

Balsamiques et résineux ; térébenthine, préparations au goudron, baume de Tolu, styrax.

Le cathétérisme répété évite la stagnation des urines dans la vessie et par suite leur décomposition ammoniacale.

II. RÉGIME. — Conseiller la diète, le repos, les boissons douces et abondantes (eaux de graines de lin, de guimauve, eaux gommées).

Régime lacté.

Terrillon.

Cystite douloureuse chez la femme. —
I. TRAITEMENT MÉDICAL. — Repos au lit.

Employer les grands bains tièdes, les lavements calmants, les applications de sangsues au périnée.

Chloral ou morphine en potion. Ces moyens échouent le plus souvent, lorsque l'affection est déjà un peu avancée.

II. Traitement médico-chirurgical. — Le principe de ce traitement est d'apporter au contact de la muqueuse vésicale des substances susceptibles de la modifier.

Les injections abondantes doivent être repoussées ; elles déterminent de violentes douleurs, en dilatant la cavité vésicale, et aggravent le mal.

On n'emploiera donc que les instillations. Celles-ci sont de deux sortes :

1° *Instillations calmantes.* — Diverses substances ont été employées dans ce but : l'opium, la belladone, la jusquiame, la cocaïne. Les résultats sont à peu près nuls, étant donnée la faible capacité d'absorption de la muqueuse vésicale.

2° *Instillations irritantes.* — Ce sont les instillations de nitrate d'argent préconisées par M. Guyon. Elles doivent être répétées tous les deux ou trois jours ; elles ont donné de nombreuses améliorations, bien que pourtant elles échouent souvent dans certains cas rebelles.

III. Traitement chirurgical. — Par les procédés purement chirurgicaux, on s'efforce de procurer le repos de l'organe, en permettant un libre écoulement de l'urine.

On peut employer dans ce but, soit la *dilatation de l'urètre*, soit la *cystotomie vaginale*.

La dilatation donne parfois de bons résultats. Elle est relativement aisée chez la femme, mais le repos et par suite la guérison ne durent que peu de temps.

C'est dans le but d'obtenir une incontinence per-

manente d'urine, qu'on a imaginé la création d'une
fistule vésico-vaginale au moyen de l'opération de
la cystotomie vaginale.

Paul Segond.

Cystite douloureuse. — I. TRAITEMENT MÉDICAL.
— Essayer d'abord la médication calmante et antiphlogistique (bains, narcotiques, balsamiques).

II. TRAITEMENT CHIRURGICAL. — 1° Instillations
argentiques dans la vessie et l'urètre postérieur.

2° En cas d'échec, pratiquer sans hésitation l'intervention chirurgicale, que la vessie soit ou non
tuberculeuse.

Chez la femme, pratiquer la *colpocystotomie*.

Chez l'homme, faire la *taille périnéale*, si l'on a
lieu de croire que la guérison est impossible et que
la rupture de la vessie est à craindre ; dans les autres
cas, la *taille hypogastrique* permet de traiter directement les lésions vésicales.

Bazy.

Appliquer au traitement des vieilles cystites, le
grattage et l'écouvillonnage de la vessie.

1° Le *grattage* se fait à l'aide d'un lithotriteur fe-
nêtré, dont les mors sont entr'ouverts de 1 centimètre environ, qu'on promène sur le bas-fond de
la vessie, ainsi que sur les parois latérales, postérieure et supérieure.

2° L'*écouvillonnage* se fera en utilisant une sonde
à petite courbure, dont l'extrémité vésicale porte
deux ouvertures très larges, au travers desquelles
passent les crins de l'écouvillon, qu'on promène ainsi
sur les parois vésicales.

3.

Tuffier.

Cystite aiguë. — I. Traitement médical. — Il comprend surtout l'emploi de moyens antiphlogistiques.

Repos.

Bains tièdes prolongés; lavements.

Application de fomentations chaudes au périnée et à l'hypogastre.

Contre la douleur : piqûres de morphine, suppositoires à l'opium.

II. Traitement local. — Les instillations de nitrate d'argent (X, XX, XXX gouttes d'une solution de nitrate d'argent, de titre progressivement croissant de 1 à 4 p. 100) ont une grande action sur l'inflammation de la muqueuse vésicale.

Dans les cas rebelles, on emploiera les instillations de sublimé de 1/5000 à 1/500.

Lorsque la médication reste insuffisante, il faut savoir s'arrêter et se contenter d'un traitement purement médical.

La cystite, étant due parfois, soit à un rétrécissement de l'urètre, soit à la présence d'un calcul vésical, peut devenir ainsi une indication opératoire.

CYSTOSCOPIE.

Albarran.

I. Instruments en usage. — On se sert pour pratiquer l'endoscopie vésicale du cystoscope de Nitze, de Leiter, de Fenwick, ou bien du mégaloscope de Boisseau du Rocher.

1° *Cystoscope de Nitze :* Il se compose essentiellement d'un tube métallique, ayant la forme ordinaire d'une sonde à béquille, long de 20 centimètres et correspondant comme calibre au n° 23 de la filière Charrière.

L'extrémité vésicale contient une lampe Edison, entourée par le métal dans une sorte de capsule ouverte en avant et activée au moyen de deux fils mis en communication avec une pile ou un accumulateur quelconque : on peut à volonté allumer ou éteindre la lampe à l'aide de deux anneaux situés sur le manche du cystoscope, articulés avec une pince spéciale communiquant avec la source électrique et portant un interrupteur commode.

Ce cystoscope est d'un maniement facile et donne un large champ visuel.

2° *Cystoscope de Leiter* : Il ressemble beaucoup au précédent ; mais ici la lampe peut être facilement changée, ce qui est utile et rend les réparations moins coûteuses.

3° *Mégaloscope de Boisseau du Rocher* : Il se compose d'une sonde béquille de 25 centimètres, correspondant comme calibre au n° 21 de la filière Charrière pour la portion coudée, au n° 27 pour la partie rectiligne. L'urètre doit avoir un calibre correspondant au n° 29 pour le laisser passer.

L'une des extrémités porte une lampe, tandis qu'à l'autre on voit deux tubes, qui pénètrent dans toute la longueur de l'instrument, pour venir s'ouvrir près de l'appareil optique et au moyen desquels on peut assurer la bonne irrigation de la vessie pendant l'examen, ce qui constitue un réel avantage. L'instrument a le défaut d'être grand et d'un maniement difficile.

II. CONDITIONS DE LA POSSIBILITÉ DE LA CYSTOSCOPIE. — 1° L'urètre doit être assez large et avoir au minimum un calibre correspondant au n° 23 de la filière Charrière.

2° La tolérance de la vessie doit être assez grande pour qu'on puisse y introduire au moins 60 grammes de liquide.

3° Le liquide introduit doit être transparent.

On se servira pour cela soit de l'eau boriquée à 4 p. 100, soit d'une solution de sulfate de soude à 3 p. 100.

Le lavage de la vessie s'impose, quand on doit faire l'examen endoscopique en pleine hématurie.

Il est également nécessaire d'assurer l'asepsie de l'examen, ce qui est facile avec le mégaloscope, que l'on peut sans inconvénient stériliser à l'étuve. Pour le cystoscope de Nitze, il faudrait avoir soin de faire tremper l'instrument, pendant deux heures au moins, dans une solution d'eau phéniquée à 5 p. 100, avant de s'en servir.

III. Technique opératoire. — Laver la vessie, à l'aide d'une sonde molle, avec une solution d'acide borique, en ayant soin de ne pas graisser d'huile la sonde, l'huile pouvant gêner l'examen, et d'employer la glycérine de préférence.

Le malade sera couché en travers de son lit, les jambes soutenues par des aides. Introduire l'instrument avec douceur et n'établir le courant que lorsqu'on sent le bec du cystoscope libre dans la vessie.

Après avoir procédé à l'examen de la vessie, on retirera l'instrument, mais il faut auparavant éteindre la lampe, la laisser refroidir un peu et s'assurer que son bec regarde bien en haut.

Si, pendant l'examen, le liquide se troublait et rendait la vision moins nette, on éteindrait la lampe, puis on ferait l'irrigation de la vessie, jusqu'à ce que le liquide soit redevenu plus clair.

Pour donner de bons résultats, l'exploration vésicale doit être faite méthodiquement, suivant les règles exposées par Nitze.

La cystoscopie est dans certains cas un excellent moyen de diagnostic, mais il faut parfois savoir s'en passer, lorsque la tumeur est évidente, saigneuse, vo-

lumineuse, qu'une opération palliative a été décidée,
et que l'examen endoscopique n'aurait d'autre conséquence que de fatiguer ou d'aggraver l'état du
malade.

DÉGÉNÉRESCENCE POLYKYSTIQUE DU REIN.

Voir *Maladie kystique du rein*, p. 114.

DIABÉTIDES GÉNITALES.

Alfréd Fournier.

I. Traitement général. — Traitement classique du
diabète.

II. Traitement local. — Lavages après la miction.
Bains généraux, locaux avec 4 p. 100 de carbonate
de soude.

Poudre isolante entre le gland et le prépuce.

Injections à l'eau boriquée ou au nitrate
d'argent.

La circoncision doit être faite avec grande prudence, malgré l'antisepsie.

DIURÉTIQUES.

Dieulafoy.

Conseiller, pour augmenter la diurèse des brightiques, des oliguriques et des anuriques, les deux
préparations suivantes :

1° *Limonade diurétique à la lactose.*

Lactose.......................	50	grammes.
Eau...........................	1000	—
Vin diurétique de Trousseau...	20	—

A prendre dans la journée par demi-verres.

2e *Vin diurétique à la lactose.*

Eau d'Évian..................		
Champagne..................	ãã 500 grammes,	
Lactose......................	50	—
Vin diurétique de Trousseau.,...	25	—

A prendre dans la journée par demi-verres.

DYSPERMATISME.

E. Schwartz.

Ordonner avant tout l'hydrothérapie, les préparations de noix vomique, d'ergotine.

Électrisation de la région périnéale.

Ne pas oublier que c'est une névrose et relever dans la mesure du possible l'état mental du sujet.

ECTOPIE TESTICULAIRE.

A. Desprès.

On ne doit pas toucher au testicule ectopié. Par sa présence, il obstrue le canal inguinal et empêche par suite la production d'une hernie qui accompagne toujours la descente de la glande. Le bandage en fourchette de Debout a précisément pour but de s'opposer à cette hernie.

P. Reclus.

La cure radicale et l'*orchidopexie* sont bien souvent insuffisantes et n'empêchent pas le testicule de remonter vers la racine des bourses. Le testicule ectopié étant toujours inutile au point de vue physiologique, puisqu'il est transformé en tissu fibreux, il n'y a pas grand avantage à pratiquer une opération complexe.

Ch. Monod.

On obtient de bons résultats par le procédé de M. Richelot, auquel on ajoute l'*orchidopexie*. L'opération est préférable, car on n'est jamais absolument fixé sur la valeur du testicule et mieux vaut courir la chance de conserver l'organe.

Richelot.

Les deux principales indications du traitement sont :

1° Sauver le testicule.

2° Guérir ou prévenir la hernie inguinale congénitale.

Dans ces conditions, la première chose à faire est de supprimer le conduit vagino-péritonéal, c'est-à-dire, de pratiquer la cure radicale de la hernie, puis on disséquera le testicule et le cordon, en ne laissant subsister que l'artère spermatique et le canal déférent; on fixera le cordon dans le trajet inguinal et le testicule sera déposé dans le scrotum sans être fixé.

Le massage et l'*orchidopexie* sont insuffisants dans bien des cas et ne peuvent réussir que chez l'enfant.

Lucas-Championnière.

Chez les enfants, l'ectopie testiculaire, destinée à disparaître à la longue, doit être traitée par le simple massage et l'*orchidopexie*; mais l'ectopie des jeunes hommes, plus rare, demande une opération complète.

Il faut pratiquer la cure radicale de la hernie, isoler la glande, rétablir la vaginale et donner place au testicule dans le scrotum, en refoulant les tissus. L'orchidopexie étant inoffensive, on peut toujours fixer le testicule, afin d'empêcher l'ascension de la glande.

Le temps difficile de l'opération consiste à sectionner complètement les tissus fibreux entourant le cordon et le testicule. On suspendra en définitive le testicule au canal déférent et à l'artère spermatique.

E. Schwartz.

Si l'ectopie n'est pas accompagnée de hernie concomitante, il est préférable de s'abstenir.

S'il existe en même temps une hernie, la conduite à tenir variera suivant l'âge du sujet :

Chez les tout jeunes enfants, port d'un bandage.

Chez l'enfant de 4 à 5 ans, réduire la hernie et la maintenir réduite avec le testicule, lorsque les deux organes adhèrent, ou séparément, s'ils sont indépendants.

Chez l'adulte, réduire la hernie et ne pas toucher au testicule, en employant pour cela des bandages spéciaux qui compriment le trajet inguinal sans toucher à la glande.

A. Broca.

I. Traitement par le massage. — Dans la première enfance, employer des moyens doux, tels que le massage régulier, destiné à faire franchir au testicule l'anneau. Le résultat obtenu, on le maintiendra par l'application d'un bandage spécial au-dessus du testicule.

II. Traitement chirurgical. — A l'époque de la puberté, recommander les exercices violents. Mais si la descente du testicule n'est pas obtenue, il ne faut plus y compter et on doit intervenir radicalement.

Technique. — Incision semblable à celle de la cure radicale de la hernie. Dissection du canal péritonéo-vaginal perméable, habité ou non par une hernie ; puis avec l'ongle ou la pointe du bistouri, dissection des éléments fibreux qui s'opposent à la mobilité du testicule. Le testicule sera alors laissé dans le scrotum. Pour l'y maintenir, pratiquer la suture exacte du trajet inguinal, en prenant toute l'épaisseur des tissus, comme après une cure radicale de hernie.

On peut enfin avoir recours à l'*orchidopexie*, pour compléter l'opération.

ÉLÉPHANTIASIS.

P. Reclus.

Essayer d'enrayer le mal par la compression élastique.

En cas d'échec, résection de la peau hypertrophiée.

E. Schwartz.

Au cas où le prépuce seul est atteint, la circoncision suffira (v. p. 136).

Le fourreau de la verge peut être atteint sans que les corps caverneux le soient, et alors, ainsi que l'a fait Delpech, le chirurgien enlèvera toutes les parties malades du scrotum et du pénis ; les parties mises à nu seront recouvertes à l'aide de trois lambeaux cutanés.

Si le mal a envahi les différentes parties de la verge, il n'y a aucun remède.

EMPOISONNEMENT URINEUX.

Félix Guyon.

Empoisonnement aigu. — I. TRAITEMENT. —

Provoquer et favoriser la sudation avec les boissons aromatiques chaudes.

Prescrire le thé punché :

Rhum...................... 100 à 120 grammes.
Thé....................... 1 litre.

Dès que le troisième stade commence, prescrire :

Sulfate de quinine............ ... 1 gramme.

à prendre toutes les heures, par paquets de 20 centigrammes.

Le jour qui suit l'accès, administrer un purgatif salin.

II. Régime. — Régime lacté.

Empoisonnement chronique. —.I. Traitement médical. — Il doit répondre à deux indications :

1° Faciliter l'élimination par la muqueuse digestive des matériaux de l'urine accumulés dans le sang.

2° Provoquer l'expulsion du poison morbide ainsi accumulé.

Les agents de cette médication seront :

a. Laxatifs doux, répétés. — Eaux minérales purgatives (Pullna, Birmenstorf, Hunyadi-Janos, Sedlitz).

Huile de ricin.

Si l'on désire une action plus complète, donner un purgatif véritable ou même un vomitif (préférer les purgatifs salins aux drastiques, l'ipéca à l'émétique).

b. Antisepsie intestinale. — Acide borique, acide salicylique, salicylate de soude.

c. Amers. — Colombo, gentiane, camomille. Extrait mou de quinquina, gouttes amères de Baumé.

d. Frictions sèches ou aromatiques. — Massages, bains.

II. Traitement chirurgical. — L'urétrotomie interne, le cathétérisme répété, la sonde à demeure, en supprimant un obstacle, peuvent faire cesser les accès de fièvre.

III. RÉGIME. — Régime lacté ; lait bien pur, fraîchement tiré ou simplement tiédi, pris par petites quantités, souvent répétées, de façon à en consommer 2 litres en vingt-quatre heures.

Viande crue, bouillons, potages.

Bouilly.

Empoisonnement aigu. — I. TRAITEMENT PROPHYLACTIQUE. — S'efforcer d'éviter le shock opératoire, en préparant le malade ; examen sérieux du fonctionnement des reins ; étudier la sensibilité de l'urètre et de la vessie, et la façon dont ils réagissent au contact des instruments.

Après l'opération, éviter toute cause de refroidissement et prescrire le repos absolu au lit.

Surveiller l'état de la peau et du tube digestif. Contre l'état d'excitation générale, employer le bromure de potassium, la morphine, la belladone, le chloral.

La veille de l'opération, donner du sulfate de quinine.

II. TRAITEMENT DES ACCIDENTS AIGUS. — Favoriser la sudation, au moyen de boissons chaudes aromatiques données en quantité (thé ou rhum). Sulfate de quinine : 20 centigrammes par heure, jusqu'à concurrence de 1 gramme ou plus.

Contre la douleur des reins : ventouses sèches sur la région lombaire, ou même, en cas de douleur très intense, ventouses scarifiées.

Empoisonnement chronique. — Combattre les troubles digestifs par les moyens médicaux appropriés.

ÉPISPADIAS.

S. Duplay.

La méthode que j'ai appliquée au traitement de l'épispadias s'inspire dans une certaine mesure de celle du professeur Thiersch, de Leipzig, et a pour principe essentiel de ne procéder à l'opération que par temps successifs.

Elle comprend trois temps principaux :

1° Redressement de la verge;

2° Création d'un nouveau canal, qui, partant du gland, aboutit à l'ouverture de l'épispadias.

3° Abouchement des deux portions du canal.

1° Redressement de la verge.

Ce premier temps, souvent difficile à réaliser d'une manière parfaite, s'obtient à l'aide de sections simples ou multiples, pénétrant plus ou moins profondément les corps caverneux au voisinage du pubis.

2° Création d'un nouveau canal, du gland au voisinage de l'ouverture hypospadienne.

Le canal est formé à peu près exclusivement aux dépens des corps spongieux et caverneux de la verge. Pratiquant une incision médiane sur la face supérieure de la verge, on crée un avivement quadrilatère de chaque côté de cette ligne, et, au moyen d'une suture enchevillée à simple fil, on obtient l'adossement des surfaces avivées.

3° Abouchement des deux portions du canal.

On pratiquera un large avivement, poursuivi aussi loin que possible sur les parois de l'ouverture épispadienne, qui se présente sous l'aspect d'une fistule infundibuliforme s'enfonçant derrière le pubis; à l'aide de quelques points de suture enchevillée, on adossera les surfaces opposées.

ÉPITHÉLIOMA DU PRÉPUCE.

Brocq.

1° Saupoudrer la plaie avec le chlorate de potasse finement pulvérisé;

2° Appliquer des compresses imbibées de la solution suivante :

Résorcine.....................	2 gr. 50 cent.
Chlorate de potasse.............	25 grammes.
Eau distillée....................	250 —

Ou bien panser avec une pommade de composition analogue :

Résorcine.....................	1 gramme.
Chlorate de potasse.............	5 —
Vaseline......................	20 —

EXPLORATION RÉNALE.

Félix Guyon.

La palpation du rein normal est négative; elle ne donne aucun résultat et les investigations ne peuvent s'adresser qu'aux états pathologiques.

Technique. — 1° Faire coucher le malade sur le dos, les jambes étendues, afin d'obtenir le relâchement musculaire absolu.

2° Explorer en mesure, c'est-à-dire éviter toute pression pendant l'inspiration et utiliser la détente produite par l'expiration pour pénétrer successivement dans les profondeurs du ventre.

On doit pénétrer sous les côtes, surtout du côté gauche, en agissant avec la pulpe des doigts.

3° La palpation bimanuelle est préférable :

Une main placée en arrière, à plat, sur le malade, déprime le matelas et s'applique sur la région lombaire correspondant au rein, c'est-à-dire dans l'angle costo-vertébral, tandis qu'à l'aide d'un ou deux doigts, on exerce une pression graduelle, de façon à pénétrer par la dépression des parties molles dans le sinus osseux où se rencontre invariablement le rein.

L'autre main est placée parallèlement à la ligne médiane sur le muscle droit, immédiatement au-dessous des cartilages costaux.

L'examen se pratique au chloroforme, s'il doit être trop douloureux.

La douleur, localisée dans l'angle supérieur du triangle costo-vertébral et provoquée par la pression en ce point, indique un état morbide, le rein étant normalement insensible.

La pression antérieure est seule normalement douloureuse. La pression antérieure et la pression postérieure combinées donnent parfois une sensation de douleur, que l'on n'obtient pas en les employant séparément. Lorsque le rein est senti, c'est qu'il est déplacé ou augmenté.

Si l'augmentation de volume du rein n'est pas grande, on emploiera le procédé du *ballottement rénal.*

Avec la main postérieure, on imprime d'avant en arrière de petites secousses ayant pour but de rejeter brusquement le rein vers la paroi antérieure si ses dimensions sont augmentées. Le ballottement rénal ne donne pas de résultat, quand le rein est normal.

Le Dentu.

L'exploration du rein peut être médiate ou immédiate ; à l'exploration immédiate se rattache l'exploration transpéritonéale.

I. Exploration médiate. — Elle comprend :

1° L'*inspection* des régions rénales pouvant indiquer soit une augmentation de volume du rein, soit un déplacement ou une atrophie du rein. Pour être pratiquée dans de bonnes conditions, le sujet doit se mettre à quatre pattes, les genoux et les coudes appuyés sur un lit ferme, le derrière tourné vers la fenêtre.

2° La *percussion du rein*, caché par les muscles de la masse lombaire, ne donne de résultat que sur une bande verticale du rein, large d'un travers de doigt, débordant les muscles en dehors. Cette bande de matité est comprise entre 6 et 9 centimètres en dehors des apophyses épineuses.

3° La *palpation* donne les renseignements les plus précis. On peut la pratiquer avec une seule main ou avec les deux mains. Dans le premier cas, on refoule la paroi abdominale en arrière ou bien on embrasse toute la région costo-iliaque avec le pouce, placé en avant, et les quatre autres doigts, engagés en arrière jusqu'au bord externe de la masse sacro-lombaire.

La palpation bimanuelle est préférable ; dans certains cas, elle doit se pratiquer sous chloroforme.

Dans les cas difficiles, on emploiera le procédé de M. Guyon, connu sous le nom de *ballottement rénal*.

II. Exploration immédiate. — Elle consiste à sectionner les tissus qui recouvrent le rein et à aller palper directement l'organe mis à nu.

L'utilité de cette pratique est incontestable, étant donnée sa bénignité : elle pourra être pratiquée dans tous les cas où le diagnostic reste incertain et où l'état du sujet ne contre-indique pas l'opération.

Pour bien palper l'organe, il faut le tenir entre l'index et le médius et au besoin pratiquer sa dénudation.

Dans le cas, où l'on aurait de bonnes raisons pour pousser le diagnostic aussi loin que possible, il ne faudrait pas hésiter à inciser le rein sur une certaine longueur où à le ponctionner dans les points bosselés à l'aide d'un bistouri.

III. Exploration transpéritonéale. — Elle a pour but de se rendre compte de l'état des deux reins, en pratiquant une incision sur la ligne médiane du ventre. Ce genre d'exploration demande certaines réserves, car l'on ne peut jamais avoir une confiance absolue dans la bénignité d'une incision péritonéale, même avec toutes les précautions antiseptiques. D'autre part, s'il est absolument nécessaire de connaître l'état des deux reins, on peut au préalable explorer celui que l'on suppose sain par la voie extrapéritonéale et quelques jours après pratiquer une seconde opération sur l'autre rein.

Néanmoins, dans le cours d'une néphrectomie transpéritonéale, on ne devra donc jamais négliger d'explorer les deux reins, avant d'extirper le rein déjà malade.

EXSTROPHIE DE LA VESSIE.

Paul Segond.

Le nouveau procédé opératoire que j'emploie permet, par un moyen simple, d'éviter les inconvénients de l'ablation vésicale et les imperfections des méthodes autoplastiques, tout en remédiant à l'exstrophie, sans imposer à l'urine le moindre contact avec des tissus autres que la muqueuse vésico-urétrale.

La vessie est disséquée jusqu'au niveau de l'abouchement des uretères, mais tandis que dans le procédé de Sonnenburg elle est sacrifiée, je la conserve pour la rabattre sur la gouttière pénienne. Cette dissection de la vessie n'offre aucun danger, pas plus que la dissection d'un lambeau cutané quelconque.

Cela fait, je sectionne le prépuce à sa face et le faisant passer au-dessus du gland, j'étale sa surface cruentée sur la face supérieure du lambeau vésical rabattu.

Au moyen d'un procédé autoplastique quelconque, il s'agit ensuite de combler la brèche laissée par la vessie et l'on obtient ainsi une sorte de canal à renflement supérieur, dont les parois sont formées, d'une part par la gouttière pénienne, de l'autre par la vessie rabattue; on a ainsi un canal à parois exclusivement muqueuses, incapables par suite de favoriser la formation des concrétions qui peuvent devenir un véritable supplice pour le malade.

TECHNIQUE OPÉRATOIRE. — *Premier temps.* — Dissection de la vessie. La rétrécir par excision de ses bords, afin qu'elle ait les dimensions voulues pour s'adapter à la gouttière pénienne, sur les bords de laquelle elle va être rabattue et suturée.

Deuxième temps. — Aviver les bords de la gouttière pénienne, rabattre la vessie disséquée sur cette gouttière et fixer les bords de lambeau vésical rabattu aux lèvres avivées de la gouttière pénienne, par 4 sutures au fil d'argent (2 de chaque côté).

Troisième temps. — Incision du feuillet cutané antérieur du prépuce sur tout le pourtour suspénien; ponctionner en travers son feuillet postérieur sur une étendue suffisante pour que la boutonnière ainsi pratiquée laisse passer le gland; relever tout le capuchon préputial par-dessus la verge, l'étaler sur la surface cruentée du lambeau vésical rabattu et le fixer dans cette position par des sutures appropriées.

Quatrième temps. — Terminer les sutures et combler la plaie, due à la dissection de la vessie, par un procédé autoplastique variable suivant les cas.

FIÈVRE URINEUSE.

Voir *Empoisonnement urineux*, p. 53.

FISTULES RÉNALES.

Le Dentu.

I. INJECTIONS MODIFICATRICES. — Les injections stimulantes et irritantes donnent peu de résultat. On a pourtant obtenu des succès avec le chlorure de zinc en solution concentrée.

II. TRAITEMENT OPÉRATOIRE. — Les méthodes opératoires sont le *débridement* et la *néphrectomie*.

1° Le *débridement* consiste à agrandir l'orifice jusqu'au fond du foyer, mais l'intervention reste souvent inutile, le foyer étant le plus souvent irrégulier, anfractueux.

2° La *néphrectomie*, en cas d'échec, est le seul moyen de procurer la guérison. Son exécution est parfois rendue très difficile, sinon impossible, par les adhérences du rein avec les parties voisines.

Dans le cas où la néphrectomie complète serait impossible, on pourrait pratiquer soit la *néphrectomie sous-capsulaire*, soit l'*héminéphrectomie postérieure*.

Tuffier.

TRAITEMENT PRÉVENTIF. — Désinfecter avec soin toute cavité suppurante, en assurant un drainage régulier.

Intervenir de bonne heure dans le traitement des suppurations rénales.

Fistules d'origine périrénale. — Débrider largement, afin de permettre le libre écoulement des liquides et suivre les phases de la cicatrisation.

Fistules d'origine rénale. — On pourra dans ce cas, ou bien abandonner la fistule à elle-même, ou bien recourir à des injections modificatrices, ou bien intervenir chirurgicalement par l'oblitération de la fistule ou la néphrectomie.

I. Injections modificatrices. — Injections de teinture d'iode, de nitrate d'argent, de sulfate de cuivre, de chlorure de zinc.

II. Traitement chirurgical. — Le traitement de choix est l'extirpation du trajet fistuleux avec réunion complète du parenchyme rénal; mais lorsqu'on a affaire à une fistule purulente, la *néphrectomie* s'impose, à condition que l'autre rein soit supposé sain.

FISTULES URÉTÉRALES.

Tuffier.

Le traitement de ces fistules est toujours difficile. On doit distinguer deux cas :

Fistules siégeant sur le trajet du canal. — Dans ce cas, on a proposé la *néphrectomie* ou la *ligature du conduit urétéral;* pourtant, malgré les difficultés de réunion des deux bouts de l'uretère, je pense qu'il faut songer comme traitement de ces fistules, à débrider largement, puis à rechercher et à pratiquer l'anastomose des deux bouts de l'uretère.

Afin de rendre complète la perméabilité de l'uretère, on pourrait tenter le cathétérisme rétrograde de ce conduit, dans tous les cas où l'on a lieu de croire à son intégrité et à son asepsie.

Fistules siégeant dans le petit bassin, à la partie inférieure du conduit. — Les difficultés sont variables suivant les cas ; ou bien on tentera d'obtenir *l'occlusion du conduit* par avivement à quelques centimètres de la fistule et suture transversale, ou bien, dans d'autres cas, on aura recours à un *holpokléisis* ou à une *néphrectomie*.

FISTULES DE L'URÈTRE.

Verneuil.

Rétablir le calibre normal de l'urètre, avant de tenter l'oblitération de la fistule ; si dans les bouts de l'urètre qui confinent à la fistule pénienne, il existe un rétrécissement fibreux, étroit, inextensible, avec induration circonvoisine, *l'urétrotomie* est le moyen le plus propre à rétablir le calibre du canal et à assurer le succès de la suture ou de l'autoplastie. Dans des cas très simples, la *dilatation* peut suffire.

Chez l'enfant, s'il y a fistule urétro-pénienne, pratiquer la *circoncision*.

Lorsqu'à la suite d'un étranglement circulaire de la verge, plusieurs fistules se sont établies, il convient tout d'abord de n'opposer l'opération sanglante qu'à celle de ces fistules, qui, répondant directement à la paroi inférieure de la verge, présentera les caractères des orifices anormaux définitifs. La simple destruction du rétrécissement concomitant peut suffire pour amener la guérison spontanée des autres trajets symptomatiques de l'obstacle urétral.

L'urétrorrhaphie pourra être suffisante toutes les fois que la fistule pénienne, circulaire, petite, n'excède pas un demi-centimètre, qu'elle est entourée de tissus épais assez mobiles pour être rapprochés et mis en contact sur la ligne médiane sans trop de difficultés.

La même opération conviendra encore à des perforations beaucoup plus étendues, si elles sont dirigées suivant l'axe de l'urètre et si les bords sont peu écartés et susceptibles d'être affrontés ; les perforations infundibuliformes s'y prêtent particulièrement.

FISTULES URINAIRES PÉRINÉALES ET PÉRINÉO-SCROTALES.

Félix Guyon.

I. Traitement préventif. — Dans l'incision d'une infiltration d'urine ou d'un abcès, aller jusqu'au foyer, au contact de l'urètre, en plaçant en cet endroit un drain maintenu en place par un crin de Florence faisant issue dans la région inguinale, où il est maintenu par une mèche iodoformée. Ce drain sera laissé longtemps, plusieurs semaines, et le malade guérira sûrement sans fistule consécutive.

II. Traitement opératoire. — Au point de vue thérapeutique, on peut ranger les fistules urinaires périnéales et périnéo-scrotales en trois catégories :

Fistule unique sur un périnée normal. — Rendre à l'urètre son calibre normal par la dilatation ou l'urétrotomie interne. La cautérisation par la teinture d'iode ou le galvanocautère peut être utile. Recommander au malade d'exercer une compression avec les doigts sur le trajet de la fistule pendant la miction. Cette pratique peut aider à la cicatrisation du trajet.

Fistules plus ou moins nombreuses sur un périnée épaissi, induré avec ou sans proliférations dures, irrégulières, autour des fistules. — 1° Il n'existe pas de clapier central ; le trajet est direct. On pourra alors essayer la cautérisation.

4.

2° Il existe un clapier central. Le traitement consiste alors à s'attaquer directement et largement aux fistules.

Pratiquer une incision médiane, en avançant progressivement dans le périnée jusqu'à ce que le clapier central soit découvert. S'assurer alors de la position de l'urètre, dans lequel on aura préalablement introduit une sonde, pour inciser les trajets fistuleux, soit de la poche centrale à la peau, soit de la peau à la poche centrale. Après quoi, on dissèque et enlève les parois du trajet fistuleux.

Ne pas craindre d'aller trop profondément ou d'enlever trop de peau au périnée, doué d'une grande puissance de réparation.

Fistules avec destruction des tissus au lieu d'induration ou d'hyperplasie du périnée. — Dans ce cas, on pourra recourir à la périnéoplastie, mais les résultats sont alors plus incertains.

FISTULES VÉSICO-VAGINALES.

Michaux.

La voie ischio-rectale constitue une méthode absolument neuve dans son application à la cure des fistules vésico-vaginales.

Technique. — Mettre le malade dans le décubitus latéral.

Premier temps : Incision périnéale. — Parallèlement au sillon interfessier et à un gros travers de doigt au-dessus de ce sillon, faire une incision de 10 centimètres, commençant, en arrière à peu près au niveau de l'anus et finissant en avant à peu près au croisement de la grande lèvre correspondante et de l'arcade osseuse ischio-pubienne. De la face supérieure de l'ouverture, on touche facilement le doigt introduit dans le vagin, recouvert supérieurement par les fibres antéro-postérieures du releveur de l'anus. En arrière, se trouve le nerf et les vaisseaux hémorroïdaux faciles à respecter.

Deuxième temps : Incision du vagin à sa partie supérieure. — Incision de la face latérale du vagin sur une étendue de 8 centimètres.

Avivement et sutures de la fistule vésico-vaginale comme dans les procédés classiques.

Fermer par une suture en surjet la boutonnière vaginale.

Suture de la plaie périnéale au crin de Florence ou à la soie.

GANGRÈNE DES ORGANES GÉNITO-URINAIRES.

Balzer.

I. Traitement local. —Supprimer les obstacles mécaniques gênant la circulation locale.

S'il y a un paraphimosis, en faire la réduction.

S'il y a un phimosis, débrider largement sur la face dorsale du prépuce et mettre le gland à nu.

Lorsque la gangrène dépasse le prépuce, il faut faire des débridements sur la partie latérale de la verge. Mouchetures au thermocautère, de préférence aux incisions par le bistouri, afin d'éviter les hémorragies.

Appliquer l'iodoforme en poudre sur les parties malades, puis les entourer d'une compresse imbibée de liquide antiseptique froid (solution boriquée à 4 p. 100, eau phéniquée à 1/100 ou 1/50). Attouchements sur les points ulcérés avec une solution de nitrate d'argent à 1/20 ou de chlorure de zinc à 1/10.

Grands bains ; bains locaux antiseptiques.

Quand l'élimination des escarres a lieu, il faut veiller à porter remède aux hémorragies qui pourraient survenir, régulariser les lambeaux et faciliter le rapprochement des surfaces.

II. TRAITEMENT GÉNÉRAL. — Toniques : café, thé, potions vineuses ou alcooliques, sulfate de quinine.

GRAVELLE.

Le Dentu.

I. PROPHYLAXIE. — Empêcher par un régime spécial la formation des sables et des graviers.

1° *Traitement hygiénique.* — Traitement antiarthritique, pour remédier à l'accumulation d'acide urique dans le sang et dans les tissus (grand air, gymnastique, massage, hygiène de la peau par les frictions, les bains de vapeur et les bains alcalins).

2° *Traitement diététique.* — Abstention formelle de gibier, viandes fumées, épices, légumes contenant de l'acide urique (oseille, tomates, haricots verts), vins et alcool, café et thé.

Le régime lacté a de nombreux partisans.

On devra faire usage d'œufs, de viandes de boucherie ou de volailles, de poissons faciles à digérer.

3° *Traitement médical.* — Eaux minérales (Vichy, Carlsbad, Vals, Porgues).

Sels de lithine et de soude (carbonate de lithine, à la dose de 30 à 60 centigrammes par jour ; bicarbonate de soude, à la dose de 2 à 4 grammes, ou enfin benzoate de soude, à la dose de 1 à 2 grammes par jour.

Ces différentes médications devront être alternées, de façon à s'arrêter sur celle qui, dans chaque cas particulier, favorisera le plus la diurèse, tout en étant facilement tolérée par les voies digestives.

II. Traitement visant a l'expulsion des sables et des graviers. — Ce but sera atteint par l'ingestion de liquide en grande quantité, agissant mécaniquement, et par l'emploi de diurétiques (tisanes de chiendent, de queues de cerises, etc., ou d'eaux minérales telles que les eaux de Contrexéville, Vittel, Wildungen, tous les jours, à jeun de préférence).

Les boissons diurétiques et l'eau ingérée, prises chaudes et le soir, favorisent la dilution des urates dans le sang ; prises froides dès le matin, elles augmentent l'excrétion urinaire.

III. Traitement des accidents. — Le traitement de la gravelle aura pour but, en troisième lieu, de remédier aux accidents occasionnés par le séjour des calculs dans le bassinet, leur migration ou leur arrêt dans l'uretère.

La douleur sera calmée, soit par l'emploi de bains chauds fréquents, soit par des topiques émollients et calmants ou par des narcotiques.

L'antipyrine semble donner de bons résultats, toutefois, d'après A. Robin, elle contribuerait à augmenter la quantité d'acide urique dans le sang, ce qui serait une contre-indication.

Gravelle phosphatique. — L'usage des alcalins a ici son utilité, mais nécessite une certaine modération. Le traitement par lavage, au moyen de boissons diurétiques abondantes, trouve ici tout spécialement son emploi.

Jaccoud.

Gravelle urique et oxalique. — I. Régime. — Restreindre le régime azoté ; proscrire le thé, le vin, le café, la bière.

Le régime lacté pur à grandes doses est le plus puissant et le plus rapide moyen d'éviter les accidents.

Exercice après les repas.

II. Traitement. — Eaux de Vichy, Carlsbad, Wildungen ou Salzbrunn.

Carbonate de lithine (de 50 centigrammes à 1 gramme par jour).

Gravelle phosphatique. — L'efficacité de l'acide chlorhydrique (10 à 15 gouttes par jour), ou de l'acide benzoïque n'est pas bien démontrée.

Eaux alcalines. Eaux de Contrexéville.

Dujardin-Beaumetz.

Gravelle urique. — Diurétiques alcalins.

Sels de lithine : carbonate de lithine, $0^{gr},50$ par jour, dans un verre d'eau de Seltz.

On peut prescrire aussi :

Lithine hydratée..............	15 grammes.
Sirop	200 —

20 grammes représentent 10 centigrames de lithine.
Sels de soude : eaux minérales, benzoate de soude.
Sirop diurétique, ainsi formulé :

Citrate de potasse..............	12 grammes.
Infusion d'arenaria rubra........	90 —
Sirop des cinq racines..........	30 —

Par cuillerées à bouche, dans les vingt-quatre heures.

Gravelle oxalique. — I. Traitement. — Pas d'alcalin. Diurétiques.

Arenaria rubra.................	30 grammes.
Eau..........................	1 litre.

Faire une décoction.

II. Régime. — Alimentation tonique : ni lait, ni fromage.

Défendre l'oseille et les tomates.

Lithiase alcaline. — Médicaments destinés à modifier la sécrétion urinaire. Huile de Harlem; résines et baumes (santal, térébenthine, pichi, acide borique).

Prescrire des pilules de térébenthine :

Térébenthine de Venise	
Extrait mou de quinquina........	} āā 10 cent.

Pour une pilule : 3 pilules au déjeuner et au dîner (1).

GROS REIN POLYKYSTIQUE.

Voy. *Maladie kystique du rein*, p. 114.

HÉMATOCÈLE.

P. Reclus.

1° *Les néomembranes sont récentes.* — Les injections irritantes sont efficaces, mais préférer l'incision de la cure radicale de l'hydrocèle. On évite ainsi les complications.

2° *Les membranes sont anciennes, les parois rigides.* — Incision simple; pansement ouvert.

Si les néomembranes sont épaisses, infiltrées de sels calcaires, on pourra pratiquer la décortication.

3° *Le testicule est atrophié, difficile à rechercher.* — On se résoudra à la castration.

E. Schwartz.

Hématocèle traumatique. — Repos absolu. — Application de substances résolutives. Élever et sou-

(1) Voy. *Coliques néphrétiques*, p. 32, et *Lithiase urinaire*, p. 103.

tenir les bourses. — Compression légère du scrotum.

Ponction du liquide, suivie d'une injection modificatrice de teinture d'iode, comme dans le traitement de l'hydrocèle, au cas où la résolution tarderait à se produire ou s'il existe une *hydrohématocèle* un peu abondante.

HÉMATOME DU SCROTUM.

P. Reclus.

Hématome récent et léger. — Expectation, repos. Suspension des bourses.

Hématome gros et douloureux. — Inciser la tumeur et suturer les bords de la plaie.

Hématome ancien, à parois dures, sclérosées. — Enlever l'hématome, comme toute autre tumeur.

E. Schwartz.

1° Au début, expectation, en tenant le malade au repos.

Relever les bourses, qu'on entourera de compresses imbibées d'une solution résolutive, afin d'amener la résorption de l'épanchement sanguin.

2° Si les phénomènes persistent, ponction au trocart flambé.

Au cas où le liquide serait trop épais, inciser et extirper la poche.

En cas de suppuration, incision large, avec pansements antiseptiques et drainage.

HÉMATURIE.

Félix Guyon.

L'hématurie n'est qu'un symptôme ; aussi la recherche de ses causes devra-t-elle préoccuper avant tout dans le traitement. Mais il y aura aussi à combattre les accidents qu'elle entraîne par ses complications, par l'état du malade et le degré de la maladie.

I. TRAITEMENT DES CAUSES. — Les causes de l'hématurie peuvent être ramenées à cinq chefs principaux: *congestion, inflammation, néoplasmes, corps étrangers, traumatismes.*

La congestion joue presque partout un rôle capital et le traumatisme seul peut s'accompagner de saignement sans sa participation.

On devra toujours songer à la congestion, et un premier point du traitement consiste à éloigner toute influence congestive, et cela par les divers modes de révulsion.

C'est ainsi que chez certains prostatiques, la distension produite par l'accumulation d'urine pourra, en déterminant une congestion vésicale, s'accompagner d'hématurie, qu'on fera disparaître en vidant la vessie.

Chez d'autres malades où l'hématurie est due à la congestion qui prépare et accompagne l'inflammation de la vessie, en combattant l'inflammation par le nitrate d'argent, on diminuera par là même l'hyperhémie concomitante et on fera cesser ainsi l'hématurie.

Le nitrate d'argent agit ici non comme hémostatique, car il peut dans certaines conditions être hémorragique, mais comme antiphlogistique, directement sur la cause de l'hématurie.

L'observation montre également que c'est à tort qu'on recommande aux hématuriques de garder le lit, le repos, mais qu'au contraire, un exercice modéré diminue les saignements.

On appliquera avec succès les révulsifs: ventouses sur la région lombaire, sinapisations étendues, lentes, durant plusieurs jours, car l'action de la médication congestive s'exerce aussi en dehors des crises hématuriques.

II. Traitement général. — Comme agents médicamenteux, accorder la préférence à ceux qui favorisent la compensation (tannins et quinquina).

Le tannin peut être employé à la dose de 50 à 80 centigrammes par jour.

Extrait mou de quinquina, à la dose de 4 grammes.

III. Traitement local des hématuries vésicales. — Lavages avec une solution de tannin à 2 p. 100, tiède.

L'hématurie peut, dans certains cas, devenir une indication opératoire :

S'il y a une tumeur, en faire l'extraction.

Si l'hématurie est due à la présence d'un calcul, faire la lithotritie.

IV. Régime. — Le régime devra être tonique, réparateur.

Proscrire l'abus des grands dîners, des vins recherchés.

Défendre un séjour trop prolongé au lit.

Assurer l'exercice des fonctions de la peau par les frictions et l'hydrothérapie.

Albarran.

Hématurie au cours de la rétention d'urine. — En présence d'une distension vésicale, quelle que soit son origine (prostatisme, rétrécissement, carcinose prostato-pelvienne), il faut toujours intervenir.

Commencer par le moyen le plus simple, le cathétérisme.

Si celui-ci échoue, recourir à la ponction hypogastrique et peut-être, dans certains cas, à l'opération de Cock ou à une intervention plus sérieuse.

Lorsque la vessie sera vidée et que l'urine s'écoulera librement au dehors, on verra, si le saigne-ment existe, l'hématurie s'arrêter, comme cela ar-rive dans les hématuries des prostatiques, lorsqu'on place une sonde à demeure.

En présence d'une rétention aiguë de vingt-quatre à trente-six heures, l'évacuer d'un seul coup.

Il y a cependant des cas où il ne faut pas vider la vessie d'un seul coup, sans précautions.

Si, au contraire, la distension est ancienne, consi-dérable, vider le réservoir urinaire en plusieurs fois ; on s'exposerait, sans cela, à des hématuries *ex vacuo* quelquefois redoutables, et il pourrait survenir une dangereuse anurie.

HYDROCÈLE VAGINALE.

Félix Guyon.

I. Traitement par la ponction et l'injection. — Le vrai traitement de l'hydrocèle, c'est la ponction, suivie d'injection iodée.

Après avoir évacué le liquide, on adapte au trocart un petit entonnoir, à l'aide d'un tube de caoutchouc.

Par cet entonnoir, on introduit 10 grammes d'une solution de chlorhydrate de cocaïne au 50ᵉ, que l'on fait écouler complètement 10 minutes après.

Introduire alors la teinture d'iode, qui doit sé-journer 3 minutes dans la vaginale, pendant les-quelles le chirurgien malaxe légèrement les bourses.

La meilleure formule de l'injection iodée est la teinture d'iode iodurée, additionnée d'un tiers d'eau.

Suivant le volume de l'hydrocèle, on injecte une plus ou moins grande quantité de liquide (30 à 40 grammes en moyenne).

II. Traitement consécutif. — On se contente de soutenir les bourses, au moyen de tampons de ouate.

S. Duplay.

I. TRAITEMENT PAR LA PONCTION ET L'INJECTION. — La ponction, suivie de l'injection iodée, est le seul traitement qui ne donne jamais d'accidents.

Les deux conditions indispensables de succès sont le repos au lit pendant une douzaine de jours, et l'emploi d'une teinture d'iode pure.

La cocaïne peut être dangereuse, aussi faut-il repousser son emploi.

II. TRAITEMENT PAR L'INCISION DE LA VAGINALE. — La cure radicale par l'incision de la vaginale doit être réservée aux cas exceptionnels, où il y a épaississement de la séreuse.

Tillaux.

Il faut conseiller l'opération à tout malade atteint d'hydrocèle, fût-elle de petit volume, afin d'éviter sa transformation en hématocèle. L'opération est d'ailleurs sans gravité.

On doit ponctionner la tunique vaginale en un point transparent, mais au cas où l'on ne constaterait pas cette transparence, il faut se rappeler, pour éviter la blessure du testicule, que ce dernier n'est pas libre dans la cavité séreuse, mais adhère en arrière et en bas, et par conséquent, il faut *ponctionner en avant*. Il est parfois difficile de savoir où est exactement le testicule ; l'important n'est pas de savoir où il est, mais bien où il n'est pas.

Il ne faut pas introduire de teinture d'iode dans la couche celluleuse, ce qui déterminerait une gangrène du scrotum.

Léon Labbé.

Tous les procédés sont bons, quand il s'agit d'une hydrocèle véritable.

L'incision en particulier n'est pas supérieure à la ponction suivie d'injection iodée.

Lorsque l'hydrocèle se transforme en hématocèle, il ne reste qu'à pratiquer la castration.

Polaillon.

Comme liquide modificateur, employer la solution suivante :

    Eau............................... 10 grammes.
    Chlorure de zinc................ 1   —

Injecter 1 gramme de cette solution, à l'aide d'une seringue de Pravaz, dans la vaginale par le trocart laissé en place après la ponction. Le liquide est retiré 3 minutes après.

Pas d'anesthésie préalable.

Nicaise.

Dans un cas d'ancienne hydrocèle récidivée que j'ai opérée, après avoir incisé la vaginale, j'ai pu séparer la séreuse de la tunique fibreuse et exciser ainsi seulement la vaginale sur une assez grande étendue, en ne laissant que la quantité suffisante pour envelopper le testicule.

Suturer l'un à l'autre les deux bords de la séreuse, tandis que les bords de la tunique fibreuse sont suturés aux parois cutanées.

Un drain est placé dans l'intérieur même de la cavité vaginale et retiré le lendemain.

Pansement de Lister. Réunion par première intention. Guérison parfaite.

Il est des cas pourtant, où il serait impossible de décoller les deux tuniques séreuse et fibreuse. Le mieux est alors de les réséquer toutes deux à la fois.

P. Reclus.

. La cure radicale par résection de la tunique vaginale est préférable à la ponction, suivie de l'injection iodée.

En effet, par la résection, on prévient les hernies si souvent consécutives à l'injection iodée. Il n'y a plus à craindre, en cas d'hydrocèle congénitale, la pénétration de l'injection dans le conduit péritonéo-vaginal qui n'est pas oblitéré.

La ponction ne suffit pas, lorsqu'il existe des concrétions ou des corps étrangers dans la vaginale. Le trocart ne peut évacuer ces petits corps qui se dissimulent dans les cryptes du cul-de-sac sous-épididymaire ou sous son pédicule.

Elle est également insuffisante dans les hydrocèles à cavités multiples.

La cure radicale est supérieure à la ponction dans les hydrocèles anciennes à parois indurées. Cette dernière ne peut que provoquer une nouvelle irritation de la séreuse, un nouvel épaississement de ses parois et une pachyvaginalite.

Enfin, tandis qu'après l'incision, la guérison est généralement complète au bout de dix jours, il faut vingt-cinq jours après la ponction, et dans ce dernier cas, la douleur est grande pendant les premiers jours.

La récidive est moins fréquente après la cure radicale.

L'expérience a montré que le danger d'ouvrir une séreuse n'était pas tel qu'on pouvait le craindre : les accidents sont exceptionnels et la cicatrisation se fait rapidement, sans complications.

Technique. — Large incision du scrotum pendant l'anesthésie cocaïnique, en disséquant fin le feuillet interne et en laissant un lambeau sous-épididymaire.

Pansement et port d'un suspensoir. Au besoin, drainage à la gaze iodoformée.

Bouilly.

Hydrocèle chez les enfants. — Appliquer des compresses résolutives trempées dans une solution saturée de chlorhydrate d'ammoniaque.

Hydrocèle chez les adultes. — Les compresses résolutives sont toujours insuffisantes.

I. TRAITEMENT PAR LA PONCTION. — Le traitement classique par la ponction suivie d'injection iodée est celui auquel il faut s'adresser ordinairement.

On vide la collection avec un trocart dit à hydrocèle et on injecte de suite dans la poche, par la canule du trocart laissée en place, une solution de teinture d'iode.

La solution de teinture d'iode qu'il faut employer de préférence est : 2/3 de teinture d'iode pour 1/3 d'eau.

La douleur sera calmée par l'injection préalable de cocaïne au 1/50ᵉ, laissée 5 minutes dans la vaginale.

II. TRAITEMENT PAR L'INCISION. — L'incision est réservée aux cas où il y a des complications testiculaires ou épidydimaires, ou bien lorsque l'hydrocèle récidive.

Hydrocèle congénitale. — Cette affection guérit quelquefois spontanément.

On peut recourir à une compression modérée, exercée au niveau du trajet inguinal.

L'injection iodée, poussée avec précaution et en petite quantité, peut aussi donner de bons résultats.

Hydrocèle du cordon. — Pratiquer l'incision

antiseptique de la tumeur, s'il s'agit d'une hydrocèle diffuse.

Lorsqu'on se trouve en présence d'une hydrocèle enkystée, l'application de compresses alcoolisées peut suffire.

La ponction suivie d'injection iodée donne aussi de bons résultats.

Ch. Monod.

Hydrocèle chez les adultes. — Cautérisation superficielle et rapide au nitrate d'argent.

Hydrocèle chez les enfants. — Injection d'alcool.

Dans les cas rebelles : incision et excision de la vaginale.

G. Richelot.

I. TRAITEMENT PAR LA PONCTION. — La ponction suivie d'injection iodée, simple et facile, convient aux cas d'hydrocèle mince et transparente.

L'emploi de la cocaïne est alors inutile.

Le malade doit garder le repos durant plusieurs jours.

II. TRAITEMENT PAR L'INCISION. — Quand l'hydrocèle est ancienne, épaissie, récidivée, le meilleur traitement consiste dans l'incision large, avec ou sans résection de la vaginale.

L'opération est courte, les suites nulles et la récidive moins à craindre.

L'incision étant faite, laver la muqueuse au sublimé.

Refermer la cavité avec un surjet au catgut. — Pas de drain.

Humbert.

I. TRAITEMENT PAR LA PONCTION. — Le seul traitement, c'est la ponction suivie de l'injection iodée.

La cocaïne est inutile.

L'iode est plus efficace que les autres agents employés (acide phénique, sublimé, iodoforme, nitrate d'argent).

II. TRAITEMENT PAR L'INCISION. — L'incision, qui, sans donner plus de garanties, peut avoir des suites fâcheuses, doit être absolument repoussée.

Paul Segond.

La ponction avec injection a l'avantage d'être aussi efficace que l'incision et n'offre aucun danger, quand elle est faite avec les précautions voulues.

La méthode chirurgicale, plus aléatoire, paraît devoir être réservée à trois groupes d'hydrocèles :

1° Hydrocèles ayant récidivé après le traitement par la ponction ;

2° Hydrocèles à parois épaisses ;

3° Hydrocèles à volume considérable.

E. Schwartz.

Hydrocèle chez l'adulte. — 1° *L'hydrocèle est récente.* — Faire la ponction suivie d'injection modificatrice. On choisira le point où la vaginale est transparente.

L'évacuation obtenue, on injecte dans la vaginale une solution aqueuse, plus ou moins étendue, de teinture d'iode et d'iodure de potassium. On emploiera de préférence une solution iodée assez concentrée, voire même la teinture d'iode pure.

L'anesthésie de la vaginale sera obtenue en faisant précéder l'injection iodée d'une injection de solution de chlorhydrate de cocaïne au 1/200, qu'on laissera séjourner trois minutes dans la cavité séreuse. Après quoi, on poussera l'injection iodée.

Pour éviter l'infiltration du tissu cellulaire par la teinture d'iode, ce qui pourrait donner lieu à des phénomènes graves de gangrène, on évitera de se servir de la seringue, en utilisant simplement un tube de caoutchouc, relié à un petit entonnoir et permettant au liquide un écoulement facile sous faible pression dans la séreuse.

2° *L'hydrocèle est ancienne; elle a déjà récidivé et présente des parois épaissies ou bien elle est multiloculaire.* — Pratiquer l'excision de la séreuse, suivant toutes les règles de l'antisepsie.

Hydrocèle chez l'enfant. — Employer les moyens anodins: résolutifs.

Ponction simple, suivie d'injection iodée légère au 1/4.

Comprimer le trajet inguinal, pour empêcher toute introduction du liquide, et ne pas négliger de flamber le trocart.

J. Comby.

Hydrocèle des nouveau-nés. — Elle se résorbe d'ordinaire spontanément.

Au besoin, hâter sa résorption par des applications de collodion riciné ou des pulvérisations d'éther.

Contre les cas rebelles, ponction aseptique avec un trocart capillaire.

Faire suivre d'une injection de quelques gouttes d'alcool à 60° ou de teinture d'iode iodurée diluée, suivant la formule suivante :

Teinture d'iode......................	10	grammes.
Iodure de potassium...............	1	—
Eau distillée........................	20	—

Routier.

Dans certaines hydrocèles à parois épaisses, doublées de concrétions cartilagineuses, les simples modificateurs, tels que la teinture d'iode, sont absolument insuffisants.

L'injection iodée, la cautérisation au nitrate d'argent ne sont pas sans dangers ; la douleur atroce provoquée par le séjour dans la vaginale de la teinture d'iode, et la longueur du traitement, qui dure au moins un mois et plus, me font préférer, dans la majorité des cas, l'incision antiseptique, avec ou sans résection de la séreuse ; c'est là une opération facile, bénigne, qui assure au chirurgien la rapidité dans la guérison et la sûreté dans l'exécution. Elle permet seule de remédier aux kystes, aux épaississements de la vaginale, trop souvent causes de l'hydrocèle.

HYDRONÉPHROSE.

Tillaux.

On doit opérer les hydronéphroses.

La ponction a besoin d'être souvent répétée et ne donne pas une guérison suffisante.

La néphrotomie sera l'opération de choix, quitte à pratiquer plus tard la *néphrectomie*, si, comme cela a lieu d'habitude, une fistule urinaire persistait et incommodait par trop le malade.

Tuffier.

I. PONCTION. — Elle n'est pas à rejeter ; faite aseptiquement sur un organe aseptique, elle peut être utile, mais à la condition que l'hydronéphrose soit très volumineuse. Si la tumeur est petite, on risque d'une part de blesser le hile du rein et les gros vaisseaux, de l'autre le liquide ne tarde pas à se reproduire.

La ponction est la méthode de choix des hydronéphroses traumatiques, ou bien dans l'hydronéphrose survenant au cours d'une grossesse.

Elle doit être pratiquée par la voie lombaire latérale, en amenant la tumeur au contact de la paroi.

II. Néphrectomie primitive. — Elle n'est indiquée qu'au cas où le parenchyme rénal serait complètement détruit, réduit, comme dans un cas que j'ai opéré, à une coque fibreuse.

Elle ne doit être entreprise qu'avec réserve, car l'affection, qui est généralement unilatérale, peut être ou peut devenir bilatérale.

Dans tous les cas, la voie abdominale est préférable, étant donné que l'hydronéphrose est une lésion aseptique ; la voie lombaire serait préférée dans le cas contraire.

III. Néphrotomie. — Elle est surtout une méthode palliative, ne donnant pas une guérison radicale. La voie lombaire est préférable, en raison de la fréquence des fistules urinaires consécutives. La néphrotomie est indiquée lorsqu'on ne peut être assuré de l'état de santé du second rein.

Elle n'est qu'exceptionnelle. La persistance des fistules urinaires doit faire repousser cette opération.

Elle est surtout employée comme méthode exploratrice.

Elle permet de reconnaître la valeur fonctionnelle du rein atteint et peut au besoin être sur-le-champ transformée en néphrectomie.

IV. Néphrorrhaphie. — Elle est la méthode de choix pour presque toutes les *hydronéphroses intermittentes*, mais il faut surtout pour cela que le rein soit susceptible d'évacuation complète pendant la néphrorrhaphie.

Son grand avantage est de conserver presque intact le parenchyme rénal et sa fonction.

Technique. — Incision lombaire. Dénudation de la capsule propre ; passage des fils en plein parenchyme, pour ne pas pénétrer trop largement dans la poche ; suture à la douzième côte et à la paroi lombaire. Il faut avoir soin de placer les fils sur la moitié inférieure de l'organe, de façon à bien redresser la courbure. Pas de drainage.

HYPERTROPHIE PROSTATIQUE.

Bouilly.

Les différents moyens employés contre l'hypertrophie prostatique sont inefficaces et dangereux.

On a tour à tour employé, sans succès, la compression excentrique totale ou partielle, le broiement des tumeurs, leur incision ou leur excision, les injections interstitielles, faites par le rectum, dans le tissu de la glande. Les résultats ont été peu satisfaisants.

Seuls les courants continus, un pôle étant appliqué dans le rectum contre la prostate, un autre placé au périnée, ont parfois diminué la douleur et la dysurie.

Tuffier.

Dans le cas de rétention d'urine et de phénomènes urinaires variés, dus à une hypertrophie du lobe moyen de la prostate, après avoir reconnu que la vessie possédait une musculature puissante, j'ai résolu de faire la *prostatectomie* en attaquant la tumeur par la taille sus-pubienne.

Incision de la paroi abdominale et de la vessie.

Le lobe gauche de la prostate présentait une tumeur faisant saillie dans la vessie, au niveau du col, sous forme d'un corps mobile et pédiculé, sorte d'amygdale du volume d'une grosse noix.

Ablation de cette tumeur; suture au catgut de la plaie prostatique et de la plaie vésicale.

Sonde à demeure pendant neuf jours.

Les résultats de l'intervention ont été excellents et les troubles urinaires ont disparu.

Cette méthode peut être avantageuse, tout particulièrement dans trois circonstances :

1° Chez les sujets qui ne sont pas trop vieux;

2° Dans le cas où l'hypertrophie porte sur le lobe moyen et forme un opercule obstruant l'orifice vésical;

3° Lorsque la vessie a conservé sa puissance de contraction.

La voie sus-pubienne est alors la seule qu'il faut suivre.

Après ablation de la tumeur, il faut suturer la plaie prostatique, de façon à éviter l'hémorragie.

L. Jullien.

I. Traitement palliatif. — Il consiste à s'attaquer aux symptômes et comprend deux indications principales :

1° Faire cesser la rétention;

2° Combattre la cystite.

1° Contre la *rétention :* on mettra en usage le cathétérisme, ou la ponction capillaire dans le cas où le cathétérisme serait difficile ou impossible.

2° Contre la *cystite :* instillations intra-vésicales d'acide borique ou de nitrate d'argent; faire prendre à l'intérieur des substances capables de modifier les propriétés irritantes de l'urine : telles sont la décoction de *Pareira brava*, de *Buchu*, les capsules de *Betula alba*, d'*Arenaria rubra*, d'*Epigea repens*, ou plus simplement encore les tisanes d'uva ursi, d'orge ou de chiendent, les infusions de busserole.

    Feuilles de busserole............ 45 grammes.
    Houblon......................... 15   —
    Eau bouillante.................. 1 litre.

Faire infuser pendant deux heures, en vase clos. A prendre en plusieurs fois dans la journée.

Les sels ammoniacaux ne sont nullement contre-indiqués, et Fischer, de Dresde, donnait le chlorhydrate d'ammoniaque, à la dose de 5 grammes par jour, et allait jusqu'à 12 grammes.

II. TRAITEMENT CURATIF. — Il s'adresse directement aux lésions et comprend deux sortes de moyens, les uns médicaux, les autres chirurgicaux.

1° Moyens médicaux. — Préparations à l'ergot de seigle.

2° Moyens chirurgicaux. — Les méthodes employées sont nombreuses et diverses.

La compression et la dilatation ne sont plus usitées et reposent sur une connaissance insuffisante de l'anatomie pathologique.

Les divers instruments inventés pour opérer le broiement de la tumeur sont tous peu pratiques et d'un emploi dangereux.

Les injections interstitielles de teinture d'iode par le rectum faites en Allemagne, n'ont pas donné de bons résultats.

L'incision de la prostate au galvano-cautère semble jusqu'à présent être la méthode la plus satisfaisante.

HYPOSPADIAS.

S. Duplay.

La méthode qui m'est personnelle, appliquée au traitement de l'hypospadias, même le plus compliqué, réussit complètement, pourvu qu'on y mette du temps et de la patience.

Elle comprend trois temps principaux :

1° *Redressement de la verge;*

2° *Création d'un nouveau canal urétral,* à partir de l'extrémité du gland jusqu'au voisinage de l'ouverture hypospadienne, qui doit rester libre pour donner issue à l'urine jusqu'à l'époque de la constitution définitive du canal;

3° *Abouchement des deux portions du canal urétral.*

1° *Redressement de la verge.* — Inciser transversalement et à ciel ouvert la bride qui unit le gland à l'ouverture de l'hypospadias, en prolongeant l'incision aussi profondément qu'il est nécessaire pour que le redressement de la verge soit complet. L'expérience m'a montré qu'il n'y a pas de danger à entamer une assez grande partie des corps caverneux.

Au cas où l'incurvation de la verge ne serait pas très prononcée, on pourrait se dispenser de cette opération préliminaire.

2° *Création d'un nouveau canal du méat au voisinage de l'ouverture hypospadienne.* — On ne doit procéder à cette seconde opération que lorsqu'on a pu s'assurer, en attendant un temps assez long (six à huit mois en moyenne), que le résultat de la première intervention est bien définitif et qu'il ne surviendra pas de rétraction secondaire de la verge.

Le premier point consiste dans la restauration du méat, qui peut d'ailleurs s'effectuer en même temps que le redressement de la verge.

Commencer par aviver les deux lèvres de l'échancrure qui représente le méat, à leur partie inférieure; puis plaçant entre elles un petit bout de sonde, on les réunit par un ou deux points de suture.

En second lieu, il faut songer à créer un nouveau canal.

Voici le procédé que j'ai imaginé :

Tandis que la verge est maintenue relevée, le chirurgien pratiquera sur sa face inférieure, de chaque côté de la ligne médiane, à quelques millimètres en dehors de cette ligne, une incision longitudinale, étendue du gland jusqu'à un centimètre ou un demi-centimètre de l'ouverture de l'hypospadias.

Après quoi, disséquant à peine la lèvre interne de l'incision, on la tourne dans le sens de la concavité du canal, sa face cutanée regardant par conséquent en dedans, tandis que la face cruentée est tournée vers l'extérieur. La lèvre externe sera au contraire disséquée largement, de façon à ramener sur la ligne médiane la peau des parties latérales de la verge.

Il en résulte que la sonde est, en grande partie, recouverte par une surface cutanée, sauf dans la portion du canal formée par les lambeaux externes, ce qui d'ailleurs est sans inconvénient.

Il reste alors à pratiquer sur la ligne médiane la suture enchevillée des lambeaux. Cette suture diffère de la suture enchevillée ordinaire en ce que chaque point de suture ne comprend qu'un fil simple, dont les extrémités glissent au travers de petits tubes de plomb, dans des trous pratiqués à des distances convenables.

Lorsqu'on juge la constriction suffisante, on assujettit les fils au moyen des tubes de Galli. Au besoin, on complète la réunion par quelques points de suture superficiels.

3° *Abouchement des deux portions du canal.* — Le troisième temps de l'opération consiste à réunir la portion inférieure du nouveau canal à l'urètre, en oblitérant la fistule hypospadienne. Pour cela, aviver dans une étendue d'environ 1 centimètre l'ouverture anormale, puis, ayant introduit une sonde dans le canal jusqu'à la vessie, faire une suture enchevillée analogue à celle qui a été appliquée pour le second temps. Sonde à demeure pendant deux ou trois jours.

Les résultats opératoires sont aussi satisfaisants que possible.

INCONTINENCE D'URINE.

Félix Guyon.

Incontinence d'urine nocturne infantile. — Chez les garçons, on obtient de bons résultats par l'électrisation de la partie profonde de l'urètre, et, chez les filles, par l'électrisation portée contre l'orifice vésical.

Le courant doit être faible et les intermittences suffisamment espacées.

Jules Simon.

1° Belladone, contre les contractions vésicales exagérées.

Sirop de Tolu................	
Belladone	åå 60 grammes.

Une cuillerée matin et soir.

2° Noix vomique, s'il y a faiblesse musculaire péri-urétrale.

Tuffier.

Incontinence d'urine essentielle. — 1° L'incontinence d'urine d'origine purement psychopathique, très difficile à guérir, reconnaît un traitement exclusivement moral. La suggestion, qui peut être utile, n'est pas toujours applicable.

Afin de rendre le sommeil plus léger, on fera prendre le soir, avant de se coucher, du thé ou du café et, dans le but d'augmenter la sensibilité de l'urètre postérieur, on pourra faire quelques caulérisations légères au niveau de la portion membraneuse de l'urètre.

2° *L'incontinence par irritabilité vésicale* sera traitée par la belladone.

3° Dans l'*incontinence par atonie du sphincter* on emploiera l'électrisation locale, suivant le procédé de M. Guyon.

4° *L'incontinence d'urine par paralysie du sphincter et de la vessie* est également justiciable de l'électrisation, mais ici il faut électriser la vessie et le sphincter.

J. Comby.

Incontinence symptomatique. — Rechercher la cause et traiter, s'il y a lieu, l'onanisme, la vulvo-vaginite, les oxyures, le phimosis.

Incontinence essentielle. — Si l'incontinence est due à l'atonie du sphincter vésical, le traitement devra remplir plusieurs indications :

I. Traitement hygiénique. — Hygiène rigoureuse. Nourriture sobre ; liquides peu abondants.

Réveiller l'enfant pour le faire uriner, ou le coucher de façon que le siège soit plus élevé.

II. Traitement général. — Traiter l'état général (anémie, lymphatisme, par l'huile de foie de morue, le sirop ioduré de fer, le sirop iodotannique, les bains de mer, les bains sulfureux, les douches froides. Usage des alcalins, s'il y a diathèse urique).

III. Traitement local. — Contre l'irritabilité vésicale, prescrire les stupéfiants, le bromure de potassium, la belladone.

> N° 1. Bromure de potassium.... 2 grammes.
> Eau de menthe.......... 30　—
> Sirop d'écorce d'oranges.. 30　—

En trois fois, à une heure d'intervalle, dans la soirée.

> N° 2. Sirop de belladone........ 20 grammes.
> Hydrolat de tilleul......... 30　—

En deux ou trois fois, dans l'après-midi.

L'atropine en granules de 1/4 à 1/2 milligramme donne de bons résultats.

On essayera enfin l'électricité, suivant le procédé de M. Guyon.

Enfin, si l'on n'obtenait aucun résultat, on recommanderait une saison à Vittel ou à Contrexéville.

Legendre et Broca.

Incontinence d'urine chez les enfants. — 1° Explorer les organes génito-urinaires (phimosis, étroitesse du méat, hypospadias).

2° Cathéter explorateur (calcul vésical(?), atonie du sphincter vésical).

3° Rechercher les causes d'excitation réflexe (oxyures vermiculaires, urines trop acides). Cette première catégorie d'incontinences diffère de l'incontinence dite essentielle (incontinence des hystériques et des épileptiques).

4° La psychopathie urinaire (hypocondrie génito-urinaire des adultes) s'accompagne de mictions diurnes et nocturnes, avec préoccupation constante. Elle nécessite un traitement suggestif et psychique.

Le réveil fréquent, l'usage du lit dur sont indiqués.

Mais c'est seulement la position déclive (pieds élevés), le rationnement des boissons du soir, l'habitude de se retenir le jour, qui serviront à éduquer le col vésical.

L'hydrothérapie (bains de siège froids, ablutions), la douche générale, l'électricité (hypogastre et périnée), l'électricité statique agiront sur le sphincter, ainsi que l'emploi combiné des suppositoires belladonés.

Mettre en première ligne la belladone en pilules (0,01 à 0,15). Puis la noix vomique, la strychnine et l'ergot de seigle associés au fer, suivant la formule :

Extrait de noix vomique...	
— de belladone	āā 0,01 centigr.
Extrait d'ergot de seigle...	
Tartrate ferrico-potassique...	āā 0,05 —

pour une pilule ; de 1 à 6 pilules par jour.

On a également conseillé empiriquement comme tonique vésical la teinture de *Rhus aromaticus* (10 à 100 gouttes par jour).

INFILTRATION D'URINE.

Félix Guyon.

I. TRAITEMENT CHIRURGICAL. — L'indication principale dans le traitement consiste à ouvrir le foyer primitif de l'infiltration.

Il ne suffit pas d'une incision large et profonde, il faut pénétrer dans le foyer, c'est-à-dire dans la loge périnéale inférieure, sectionner l'aponévrose superficielle du périnée et l'inciser sur toute son étendue.

Incision médiane, même si la tumeur est un peu plus saillante d'un côté que de l'autre. On évite ainsi l'artère superficielle du périnée, difficile à lier.

Arrivé dans la loge périnéale, le doigt est introduit dans toutes les anfractuosités, de façon à éviter la stagnation d'urine, et brise toutes les cloisons celluleuses.

A côté de cette incision principale, véritablement curatrice, il faut la plupart du temps faire des incisions secondaires libératrices, différant de la précédentes en ce qu'elle ne doivent pas intéresser l'aponévrose superficielle, ce qui aurait pour conséquence d'étendre l'infiltration dans les couches musculaires sous-aponévrotiques.

Faire les incisions de préférence aux points déclives, sur la limite des régions envahies par l'urine.

Drainage des différentes plaies.

II. Traitement général. — Traitement tonique général.

S. Duplay.

Les deux indications à remplir sont :

1° Donner issue à l'urine infiltrée ;

2° Rétablir le cours normal de l'urine.

1° *Donner issue à l'urine infiltrée.* — a. *Infiltration au début*, inciser la tumeur périnéale formée par l'infiltration, au moyen d'une incision médiane, profonde, devant atteindre le foyer d'infiltration.

b. *Infiltrations étendues.* — A l'incision médiane profonde, il faut adjoindre des incisions de siège et de profondeur variables pour faciliter l'élimination de l'urine et les lambeaux de tissu cellulaire sphacélé.

Les incisions doivent être espacées et disposées de façon à prévenir la gangrène des portions de peau qui les séparent.

Pansements antiseptiques ordinaires, pour hâter

la cicatrisation, une fois que les plaies auront été détergées.

2° *Rétablir le cours normal de l'urine.* — On devra chercher à introduire une sonde dans l'urètre, ou, si cela est impossible, on pratiquera l'*urétrotomie interne.*

INJECTIONS URÉTRALES.

Dujardin-Beaumetz.

I. Injections liquides. — 1° *Instruments.* — On se sert pour cela de seringues en verre ou mieux de seringues en celluloïd ou en caoutchouc durci.

2° *Substances à injecter.* — Les solutions antiseptiques généralement employées pour le traitement des urétrites gonococciques sont les suivantes :

    N° 1. Liqueur de Van Swieten.   10 grammes.
          Eau distillée bouillie..... 190   —

    N° 2. Permanganate de potasse.   15 centigr.
          Eau distillée............ 250 grammes.

    N° 3. Azotate d'argent...... 30 à 40 centigr.
          Eau distillée......... 30 grammes.

On a conseillé des injections contenant en suspension des particules solides, finement pulvérisées, afin d'éviter le contact des deux parois de la muqueuse urétrale; telles sont les injections représentées par les deux formules suivantes :

    N° 4. Sous-nitrate de bismuth
           finement pulvérisé.....   10 grammes.
          Gomme arabique finement
           pulvérisée............   5   —
          Eau distillée de roses..... 150   —

    N° 5. Sulfate de zinc cristallisé.   2 grammes.
          Acétate de plomb cristallisé 2   —
          Eau gommée............. 150   --

3° *Technique*. — L'injection doit se faire la verge étant relevée sur le ventre; le malade doit uriner avant l'injection; enfin l'injection doit être faite lentement.

II. Injections pateuses. — 1° *Instruments*. — On se sert pour cela de tubes analogues à ceux qu'on emploie pour la peinture à l'huile, terminés par une extrémité en forme de canule droite, destinée à entrer plus ou moins profondément dans l'urètre.

2° *Substances à injecter*. — Parmi les substances préconisées, citons la pommade à l'ichthyol :

> Ichthyol................... 1 gramme.
> Vaseline................... 30   —

III. Bougies médicamenteuses. — On emploie également des bougies médicamenteuses.

> No 1. Gélatine... .... 2 parties.
> Gomme...................... 2   —
> Sucre....................... 1   —
> Eau de roses............... 1   —
>
> No 2. Cire jaune.................. 6 parties.
> Huile d'olive............... 1   —

La substance active est mélangée à ces corps et le tout est coulé dans des moules appropriés.

INSTILLATIONS INTRAVÉSICALES.

Félix Guyon.

L'emploi du sublimé dans le traitement des cystites de diverse nature, s'appuie sur une série de faits cliniques et sur des expériences de laboratoire.

Deux méthodes sont en présence pour l'administration de ce topique : les *lavages* et les *instillations*.

I. LAVAGES. — Ils présentent quelques inconvénients.

II. INSTILLATIONS. — Avec les instillations on a obtenu de meilleurs résultats.

Technique. — Ces instillations se font, comme toutes les instillations urétrales, à l'aide d'une seringue compte-gouttes, telle que la seringue de Pravaz, de la contenance de 4 grammes, à l'embout de laquelle s'adapte une canule conique à conduit filiforme, destinée à recevoir une sonde mince en gomme à bout olivaire, percée d'un trou filiforme à son sommet.

La seringue, étant chargée d'une solution de sublimé, est vissée dans le pavillon de la sonde et on tourne le piston jusqu'à ce que quelques gouttes sortent par l'extrémité afin d'amorcer l'instrument. La sonde est alors introduite dans l'urètre et, au point précis où l'on veut faire l'instillation, on tourne la tige graduée du piston sur elle-même, de telle sorte qu'à chaque tour sort une goutte.

Lorsque l'instillation est faite, on retire la sonde en même temps que la seringue.

Le titre de la solution de sublimé à employer varie entre 1 p. 5000 et 1 p. 1000. Les solutions doivent être faites sans alcool, dans l'eau distillée bouillie.

Au début, il ne faut faire que des instillations discrètes et ne pas dépasser 20 à 30 gouttes, pour arriver peu à peu à laisser dans la vessie tout le contenu de la seringue, soit 4 grammes.

La douleur ressentie par le malade doit servir de guide.

Enfin, comme dernière recommandation, la vessie doit être vide lorsqu'on fait l'instillation ; il faudrait au préalable sonder le malade, si l'on n'est pas sûr de la vacuité de la vessie.

INSUFFISANCE URINAIRE OU RÉNALE.

Germain Sée.

Prescrire l'infusion de fleurs de genêt, comme diurétique, à la dose de 10 à 25 grammes par jour. C'est un breuvage agréable, qui rappelle un peu le thé.

Quelquefois il occasionne des douleurs gastriques et des vomissements. Ces inconvénients se produisent quand l'infusion est faite avec des sommités fleuries cueillies trop mûres, c'est-à-dire lorsque les fleurs inférieures de la grappe sont déjà transformées en gousse. Il faut donc choisir les sommités dont les fleurs inférieures sont épanouies, tandis que les supérieures sont à l'état de boutons.

Presque toujours la quantité des urines a été doublée en vingt-quatre heures, chez des cardiaques.

Dujardin-Beaumetz.

I. Traitement par les diurétiques, les sudorifiques et les purgatifs pour favoriser l'élimination des toxines accumulées dans l'économie. — Digitale, digitaline (bien spécifier si l'on désire de la digitaline amorphe ou cristallisée, cette dernière est préférable, et ajouter *Digitaline du Codex*), à la dose de un quart ou un demi-milligramme ou un milligramme par vingt-quatre heures.

Strophantus ; spartéine ; adonis ; convallaria.

La caféine doit occuper une place prépondérante. On prescrira :

> Caféine pure.................. ⎫ āā 2 grammes.
> Benzoate de soude........... ⎰
> Eau bouillie.................... 6   —

En injections hypodermiques, deux ou trois fois par jour.

La théobromine, l'infusion de kola, à la dose de 8 grammes par jour pour l'alcoolature et de 4 grammes pour la teinture, sont également diurétiques.

Prescrire la glycose ainsi formulée :

Glycose solide purifiée......... 750 grammes.
Eau........................... 250   —
Teinture de zeste de citron pour aromatiser.

Pour un litre de sirop.

5 cuillerées à bouche dans les vingt-quatre heures.

Donner la lactose, à la dose de 500 grammes en dix doses (une dose pour un litre d'eau).

Deux litres du mélange en vingt-quatre heures.

Les purgatifs doivent être donnés de façon à obtenir que le malade aille à la garde-robe avec des selles liquides au moins deux ou trois fois par jour en vingt-quatre heures.

Lotions journalières sur la peau, avec eau tiède additionnée d'eau de Cologne.

Émissions sanguines, à la dernière extrémité.

II. TRAITEMENT DESTINÉ A COMBATTRE LES FERMENTATIONS VICIEUSES. — Salicylate de bismuth ; magnésie anglaise ; bicarbonate de soude ; naphtol.

III. RÉGIME VÉGÉTARIEN. — Lait, œufs, féculents, légumes verts, fruits.

Pas de liqueur, pas de vin pur.

Régime lacté exclusif, dans les cas graves.

Henri Huchard.

Pour suppléer au défaut d'émonction par le rein, deux indications thérapeutiques :

1° Prévenir l'encombrement de l'organisme par les ptomaïnes, diminuer, par un régime alimentaire approprié, la quantité des substances toxiques introduites et combattre cette toxicité.

2° Chercher à favoriser l'élimination des substances toxiques, par le rein d'abord, puis par les voies de suppléance (intestin et peau).

I. RÉGIME. — Supprimer les substances toxiques qui peuvent être introduites dans l'organisme par l'alimentation. Supprimer les viandes, le poisson, qui renferme des ptomaïnes en quantité considérable, les bouillons et les potages gras qui ne sont « que des solutions de poisons ».

Prescrire le laitage, les œufs et le régime végétal.

II. TRAITEMENT MÉDICAMENTEUX. — Il a pour objet d'augmenter la sécrétion rénale, l'élimination par l'intestin et le fonctionnement de la peau.

1° Pour *accroître la sécrétion rénale*, prescrire les préparations de scille et de caféine à l'intérieur ou bien cette dernière par la voie hypodermique.

2° Pour *augmenter les sécrétions intestinales*, administrer, le soir, dans un verre d'eau, une cuillerée à dessert de la poudre purgative suivante :

N° 1. Follicules de séné lavé à l'alcool et pulvérisé....	ãã 6 grammes.	
Soufre sublimé..........		
Fenouil pulvérisé........	ãã 2	—
Anis étoilé pulvérisé.....		
Crème de tartre pulvérisée.	2	—
Réglisse pulvérisée.......	2	—
Sucre pulvérisé..........	25	—
N° 2. Magnésie calcinée........	ãã 18 grammes.	
Fleur de soufre..........		

M. s. a. et diviser en vingt cachets semblables.

Prendre chaque jour un de ces cachets.

3° Pour *stimuler la peau*, les frictions cutanées, sèches ou alcooliques et les bains de vapeur.

Prescrire le jaborandi en infusion ou la pilocarpine.

KYSTES DU REIN CONGLOMÉRÉS.

Voir *Maladie kystique du rein*, p. 114.

KYSTES DU REIN.

Le Dentu.

Kystes hydatiques. — La ponction, employée
souvent pour assurer le diagnostic, peut parfois
donner une guérison définitive, sinon on a recours
à la kystotomie extra ou intra-péritonéale avec excision partielle, suture et drainage de la poche.

Au cas où le rein serait tout entier envahi, il faudrait pratiquer la néphrectomie.

Péan.

I. TRAITEMENT MÉDICAL. — Diverses substances ont été
proposées, en particulier pour les kystes hydatiques,
mais les résultats obtenus ne sont pas très brillants,
On a successivement employé le savon, la ciguë, le
calomel, les purgatifs salins, les amers aromatiques,
l'huile essentielle de térébenthine associée au chlorure de sodium, les mercuriaux et la térébenthine,
l'iodure de potassium, les vésicatoires, les ventouses.

II. TRAITEMENT CHIRURGICAL. — Il peut seul procurer
la guérison. L'ouverture par les caustiques permet
de vider le kyste, d'obtenir sa rétraction d'abord,
puis son oblitération ensuite à l'aide d'injections
modificatrices.

Deux voies se présentent pour atteindre le rein :
en arrière la région dorso-lombaire, ou bien en avant

et latéralement. Suivant les indications spéciales à chaque cas, on s'arrêtera à l'une ou à l'autre. Pourtant, la plupart des chirurgiens préfèrent porter le caustique à travers la paroi antérieure.

Technique. — Le point étant choisi, introduire dans le kyste un trocart explorateur fixé de telle manière que le malade ne puisse le déplacer. Placer autour du trocart un morceau de diachylon percé d'un trou, afin de limiter l'action du caustique.

Au moyen d'applications successives, faites à douze heures d'intervalle, on arrive au voisinage de la poche, mais au lieu d'ouvrir largement la poche à l'aide de caustiques, faire le long de la canule conductrice un petit débridement crucial dans lequel on dépose immédiatement un peu de poudre caustique.

La tumeur sera vidée par aspiration.

Les jours suivants, on pratiquera dans l'intérieur de la poche des injections détersives et émollientes.

Les précautions indispensables à observer sont donc :

1° S'assurer qu'aucune anse intestinale n'est interposée entre la tumeur et la paroi dans la direction que l'on veut faire suivre au caustique.

2° Introduire un trocart explorateur sur lequel on se guidera, et le fixer de façon qu'il ne puisse être déplacé par le malade.

3° Appliquer le caustique sur une étendue aussi peu étendue que possible.

4° Ne pas pénétrer d'emblée dans le kyste, mais employer le procédé de débridement crucial progressif, mettre un peu de poudre caustique et appliquer consécutivement une tige de laminaria pour dilater.

5° Faire des injections détersives et émollientes.

Tuffier.

Kystes hydatiques. — La ponction simple purement exploratrice peut devenir curatrice, lorsqu'elle est suivie d'une injection de 100 centimètres cubes de liqueur de Van Swieten.

En raison de la gravité de la *néphrectomie*, la méthode de choix est l'incision avec drainage. La voie lombaire est la plus rationnelle.

La *néphrotomie* serait au besoin préférable à la néphrectomie, quitte à pratiquer plus tard une néphrectomie secondaire pour parer aux inconvénients de la fistule.

Kystes simples du rein. — La ponction est une opération palliative exposant aux récidives.

L'incision et le drainage donnent des résultats satisfaisants, mais entraînent la formation d'une fistule consécutive.

Pour les kystes volumineux, la néphrectomie serait le seul moyen rationnel.

Pour les kystes moyens, on peut se contenter d'une néphrectomie partielle par dissection intrarénale et suture au catgut de la plaie formée.

LITHIASE URINAIRE.

Tillaux.

Quand les douleurs deviennent intolérables, il faut avoir recours à la *néphrolithotomie lombaire*.

Le rein étant mis à nu, on l'isole sur ses deux faces, puis le saisissant entre les doigts, on cherche la présence des calculs.

Si l'on ne sent rien, on pratiquera différentes piqûres dans le rein, à l'aide d'une aiguille à acupuncture, afin de trouver la pierre.

Lorsque celle-ci est trouvée, on l'extrait à l'aide d'une incision assez large, en la fragmentant au besoin.

A. Ferrand.

Gravelle urique. — I. Régime. — Régime sévère, peu animalisé. Pas d'excitant, pas d'alcool, pas de thé, ni de café.

Recommander les légumes verts et rouges.

Surveiller l'état des fonctions digestives.

Conseiller la gymnastique et l'exercice musculaire sous toutes leurs formes.

II. Traitement. — Prescrire les alcalins (bicarbonates de potasse et de soude; carbonate de lithine, à la dose de 0 gr. 50 à 1 gramme par jour; acide benzoïque et benzoates alcalins). Sels organiques (tartrates, malates, citrates, acétates, margarates, stéarates).

Cure de raisin. — Vins légers (vins du Rhin).

La dose de ces divers médicaments est indiquée par l'alcalinité des urines, qui doivent être rendues seulement légèrement alcalines (4 à 6 grammes de bicarbonate de potasse ou de soude).

Eaux minérales alcalines (Vichy de préférence, Vals, Boulou, V   ur Côre, Vic-le-Comte, Ems et Carlsbad).

La glycérine possède la propriété de dissoudre l'acide urique et passe en nature dans les urines.

Deux ou trois heures après l'ingestion, en une ou plusieurs fois, de 50 à 100 gr. de glycérine, les sujets *néphrolithiasiques* ressentent dans la région rénale des phénomènes douloureux ressemblant à ceux de la colique néphrétique et le lendemain ils expulsent une urine visqueuse avec concrétions.

Gravelle phosphatique. — I. Régime. — Régime fortifiant. Toniques.

II. Traitement. — Acide chlorhydrique.

Pour acidifier les urines, donner le benzoate de lithine, à la dose de 1 à 2 grammes par jour.

Ne pas employer les sels ammoniacaux.

Surveiller l'hématose pulmonaire et cutanée.

Tuffier.

I. Traitement préventif. — 1° *Diathèse urique.* — Hygiène et régime diététique. Exercice en plein air; frictions sèches ; bains alcalins.

Proscrire les viandes noires, fumées ou faisandées, les mets épicés, les légumes contenant de l'acide oxalique (oseille, tomates, haricots), les vins alcooliques, le champagne, les liqueurs.

Eaux d'Évian, de Contrexéville, de Vittel, de Royat, de Brides, de Pougues, de Vichy.

Sels artificiels de lithine.

2° *Diathèse alcaline.* — On doit combattre surtout l'élément inflammatoire,   congestion du rein. — Traitement de la dyspepsie alcaline, s'il y a lieu.

II. Traitement de la colique néphrétique. — Injections sous-cutanées de belladone, de morphine.

Bains de tilleul chauds et prolongés.

Révulsifs lombaires.

III. Traitement opératoire des calculs. — 1° Quand le *rein est sain*, l'indication du traitement opératoire c'est la persistance des douleurs, rebelles à tout traitement médical.

La *néphrolithotomie* est alors l'opération de choix.

Technique. — Incision lombaire, mettant à nu le rein, qu'on peut alors explorer à l'aide d'une aiguille à acupuncture ou simplement avec le doigt, afin de reconnaître la place du calcul. Au cas où l'exploration serait négative, on incise le rein sur le bord convexe jusqu'au bassinet.

Le calcul étant trouvé, on procède à son extraction, soit directement en une seule fois, soit par fragments.

Après quoi, on suture l'organe par quatre ou cinq points de catgut traversant le parenchyme. Ces fils doivent être modérément serrés pour éviter la sclérose de l'organe.

2° Si le *rein est suppuré*, l'intervention est nécessaire et l'on peut choisir entre la *néphrotomie* ou la *néphrectomie*.

La néphrectomie a comme avantages de permettre une opération complète et d'éviter les fistules urinaires, si fréquentes après la néphrotomie.

J. Comby.

Lithiase rénale chez les enfants. — I. RÉGIME. — Régime sévère.

Pas de viande saignante ou rôtie. — Pas de mets épicés, de salade, d'oseille, d'asperge.

Pas de vin pur, de boissons alcooliques, de café ou de thé.

Régime végétarien de préférence, auquel on ajoutera quelques viandes blanches, des ragoûts, des œufs, du bouillon, des soupes.

Boissons abondantes : tisanes diurétiques (queues de cerises, graines de lin, chiendent); vin blanc léger, coupé d'eau.

Conseiller la vie au grand air, l'exercice, la promenade, et, pendant la belle saison, recommander une saison à Contrexéville, à Capvern, ou à Évian.

II. TRAITEMENT. — Contre les crises : cataplasmes laudanisés, sur la région des reins.

Donner un bain tiède.

Morphine en injections sous-cutanées 2 à 5 milligrammes (1).

LITHOTRITIE.

Félix Guyon.

Lithotritie chez l'homme. — Débarrasser en une seule séance la vessie de tous les débris calculeux : cette méthode constitue la *litholapaxie*.

I. INSTRUMENTS. — 1° *Lithotriteurs.* —Employer des instruments aussi délicats que possible; employer le plus souvent le lithotriteur n° 2, à mors fenêtrés.

2° *Évacuateurs.* — Donner la préférence aux sondes à petite courbure, mesurées sur l'angle que font avec la tige les mors d'un lithotriteur n° 2 et munies sur les parties latérales de deux orifices allongés suivant l'axe de l'instrument, et dont le plus petit diamètre atteint presque les trois quarts du calibre intérieur.

3° *Aspirateur.* — Il est composé d'une poire en caoutchouc destinée à faire le vide et à refouler du liquide dans la vessie, communiquant d'une part avec le tube évacuateur, d'autre part avec un réservoir situé à sa partie inférieure et où viennent s'amasser les fragments aspirés de la vessie, sans pouvoir y rentrer.

II. MANUEL OPÉRATOIRE. — *Premier temps. Broiement.* — Il faut broyer, broyer le plus possible. L'évacuation, c'est le broiement.

Deuxième temps. Évacuation. — Faire des lavages évacuateurs, pour débarrasser la vessie de la poussière calculeuse : faire l'évacuation, à l'aide de l'aspiration, qui s'adresse aux fragments de quelque importance.

(1) Voy. *Coliques néphrétiques*, p. 32, et *Gravelle*, p. 68.

Pour les lavages et l'aspiration, employer une solution d'acide borique à 4 pour 100.

Cette méthode permet d'opérer par le broiement des calculs volumineux allant jusqu'à 5 centimètres et demi, qui jusqu'alors n'étaient justiciables que de la *taille*.

Lithotritie chez la femme. — En raison de l'amplitude de la vessie chez la femme, de l'absence de prostate ne limitant pas un bas-fond où l'on trouve le calcul et où on retrouve les fragments, la recherche du calcul et les manœuvres du broiement pendant la lithotritie sont beaucoup plus difficiles chez la femme, où la pierre est en quelque sorte errante.

1° Injecter 150 grammes à peine d'eau boriquée.

2° Placer le lithotriteur debout, c'est-à-dire perpendiculaire à l'axe du corps ; le bec, fortement appuyé contre la paroi vésicale postérieure, doit la déprimer pour créer ainsi une région déclive, sorte de bas-fond artificiel où le calcul et ses fragments vont naturellement venir se déposer.

3° Pour que la manœuvre se fasse aisément, il faut qu'il n'y ait pas de cystite et que l'anesthésie chloroformique soit complète.

Le broiement et l'évacuation s'opèrent comme chez l'homme.

4° Pour éviter de pincer un pli de la muqueuse entre les mors de l'instrument, accident fréquent surtout si l'anesthésie est incomplète, on se guidera d'abord sur la sensation perçue, qui est celle d'un contact à la fois mou et élastique.

Si on croit avoir pincé la muqueuse, attirer doucement les deux branches vers le col, sans les serrer : en arrivant au col, la vessie revient d'elle-même en arrière, en raison de son élasticité, et la branche mâle étant poussée par le col, l'instrument se referme tout seul, ce qui n'arriverait pas, si au lieu d'un pli de la muqueuse on tenait un calcul.

Tillaux.

I. Soins préparatoires. — Donner la veille un purgatif et, le matin même de l'opération, un lavement.

Anesthésie.

Le malade est couché, le siège étant soulevé par un coussin.

Commencer par évacuer l'urine de le vessie et remplacer ce liquide par une solution boriquée tiède à 40 p. 1000.

II. Technique opératoire. — Introduire le brise-pierre, à l'aide duquel on recherche la pierre.

Une fois que la pierre est sentie, ramener l'instrument, de façon à ce que sa concavité regarde directement en avant, en inclinant du côté où on a touché la pierre.

La main gauche tient immobile la branche femelle, tandis que la droite fait glisser la branche mâle, jusqu'à ce qu'on ait saisi le corps étranger entre les deux branches que l'on fixe ; après quoi, on exécute le broiement que signale un bruit particulier.

Afin d'éviter de pincer la paroi vésicale, on doit avoir soin :

1° De ne jamais serrer les deux branches du brise-pierre l'une contre l'autre avant d'avoir fait subir à l'instrument un mouvement de rotation le ramenant sur la ligne médiane.

2° De bien s'assurer que l'instrument est mobile dans la vessie.

Le calcul ayant été complètement fragmenté, on procède à l'évacuation.

Pour cela, on retire le brise-pierre, qu'on remplace par la sonde évacuatrice, à laquelle est adaptée la poire en caoutchouc remplie de liquide.

Avant de retirer la sonde évacuatrice, bien s'assurer si on ne laisse pas quelque fragment.

III. Traitement consécutif. — Repos au lit. Alimentation légère.

La sensibilité ne tarde pas à disparaître.

Th. Anger.

Lithotritie périnéale. — De l'état de la prostate et de son volume, dépend l'indication du choix de l'intervention.

Si l'organe est volumineux, on ne doit pas tenter la lithotritie périnéale; la voie hypogastrique est la seule à suivre.

Dans le cas contraire, la voie périnéale peut être choisie.

Kirmisson.

I. Instruments. — Les instruments d'un calibre volumineux ne sont pas toujours nécessaires pour remplir le but.

II. Manuel opératoire. — Les séances ne doivent pas être par trop prolongées et il vaut mieux suspendre l'opération, pour reprendre plus tard, que s'obstiner à terminer en une seule fois.

III. Contre-indications. — Les contre-indications de la lithotritie ne sont tirées que du volume et de la consistance même du canal.

L'âge et le sexe des malades ne fournissent que des contre-indications relatives.

Les lésions rénales contre-indiquent seules d'une façon absolue le traitement chirurgical, mais ce n'est là qu'une contre-indication temporaire, car la lithotritie redevient possible, lorsque l'inflammation aiguë se calme.

Tuffier.

I. Soins préliminaires. — Placer le malade sur le bord du lit, le bassin relevé par un coussin et bien calé, la tête basse, le chirurgien à droite.

Chloroformisation, jusqu'à résolution complète.

Lavage de la vessie à l'eau boriquée et distension vésicale par 100 ou 150 grammes de liquide.

II. Instruments. — Les instruments nécessaires sont des brise-pierres, des sondes évacuatrices, un aspirateur.

III. Technique opératoire. — *Premier temps : Broiement.* — Introduire le lithotriteur, graissé d'huile aseptique, dans la vessie : présenter l'instrument de façon à ce que la concavité de sa courbure regarde la face interne de la cuisse droite, le ramener sur la ligne médiane lorsqu'il entre dans la région membraneuse, puis l'abaisser, de façon à le faire pénétrer dans la vessie.

Rechercher le calcul, comme dans l'exploration, et le saisir entre l'écartement des mors du lithotriteur. On fera alors exécuter à l'instrument des mouvements à droite et à gauche, afin de s'assurer si la muqueuse vésicale n'a pas été pincée avec le calcul. Ceci fait, baisser la bascule et tourner le volant de l'instrument : le broiement s'accomplit alors.

Recommencer plusieurs prises successives, jusqu'à ce qu'on sente le calcul pulvérisé.

La durée du broiement est variable et peut être de quelques minutes ou bien d'une demi-heure et même d'une heure.

Le broiement terminé, on procède à l'évacuation.

Deuxième temps : Évacuation. — Laver la vessie à l'aide d'une solution boriquée, en remplaçant le lithotriteur par une sonde métallique de gros calibre.

Après quoi, distendre la vessie par une solution de nitrate d'argent au 1/1000 et adapter à l'orifice extérieur de la sonde l'aspirateur du professeur Guyon. En appuyant sur la poire de caoutchouc de l'instrument et en la laissant brusquement revenir à elle, on détermine une aspiration qui provoque l'expulsion d'une partie des fragments. Continuer ainsi jusqu'à évacuation complète.

Bazy.

La *lithotritie* est la méthode de choix des calculs vésicaux.

La *taille* est l'opération de nécessité.

Différentes circonstances peuvent toutefois rendre l'opération de la lithotritie difficile, voire impossible.

1° Le volume de la pierre peut être un obstacle à sa préhension. Or les calculs cessent d'être abordables par la lithotritie, lorsqu'ils présentent 5 à 6 centimètres de diamètre.

2° La dureté ou mieux la résistance du calcul à l'action des instruments broyeurs est également un motif pour préférer l'opération sanglante à la lithotritie.

3° L'état de la muqueuse, et surtout de la musculeuse, la contractilité de la vessie sont encore plus importants à considérer.

La taille sera préférable à la lithotritie dans les cas de vessie contractile, peu tolérante : elle permet une évacuation plus complète du réservoir.

Un certain degré de cystite chronique, une altération plus ou moins prononcée de la muqueuse vésicale devront faire rejeter la lithotritie.

L'habitude et l'habileté personnelle de l'opérateur devront également entrer en ligne de compte, lorsqu'il s'agit de choisir entre la lithotritie ou la taille pour calcul volumineux.

LYMPHANGITE DE LA VERGE.

P. Reclus.

I. TRAITEMENT GÉNÉRAL. — Soutenir les forces du malade par une médication tonique.

II. TRAITEMENT LOCAL. — Ouvrir les plaques gangréneuses au moyen du thermo-cautère.

E. Schwartz.

I. TRAITEMENT LOCAL. — Application d'émollients. Repos du malade. Surveiller les parties malades.

II. TRAITEMENT GÉNÉRAL. — Toniques; analeptiques (potion de Todd, sulfate de quinine, préparations au quinquina).

MAL DE BRIGHT.

Dieulafoy.

I. RÉGIME. — Régime lacté absolu; 3 à 4 litres de lait par jour avec 50 à 100 grammes de lactose.

Si le malade supporte mal le lait, on peut le saler, le sucrer ou l'additionner d'un peu de kirsch.

Au besoin, on l'alcaniliserait avec un peu d'eau de Vichy.

Quand il y a amélioration, ajouterau régime lacté les toniques, les ferrugineux, la viande.

II. TRAITEMENT. — Lavements simples et purgatifs contre la constipation.

Contre l'atonie cardiaque, employer la digitale, le chlorure de sodium, l'iodure de potassium.

Combattre l'urémie par les inhalations d'oxygène et, en cas d'accidents comateux, par la saignée.

La transfusion du sang peut être utile.

Éviter les purgatifs violents et prescrire de préférence les lavements purgatifs :

Infusion d'uva ursi............	250 grammes.
Lactose......................	50 —
Vin diurétique de Trousseau...	10 —

Pas de vésicatoire.

Peu d'opiacés. Réserver les injections de morphine pour les cas de dyspnée.

MALADIE KYSTIQUE DU REIN.

Le Dentu.

L'intervention est absolument contre-indiquée, alors même que la lésion serait unilatérale.

Tuffier.

I. TRAITEMENT CHIRURGICAL. — On doit s'abstenir de tout traitement opératoire et, dans une intervention, il faudrait battre en retraite devant un rein polykystique.

II. TRAITEMENT MÉDICAL. — Révulsifs lombaires.

III. RÉGIME. — Régime lacté, pour prévenir l'urémie.

MALADIE KYSTIQUE DU TESTICULE.

E. Schwartz.

Le traitement consiste dans la castration, qui ne met pas toujours à l'abri des complications funestes de la maladie.

Lejars.

I. Traitement chirurgical. — L'intervention chirurgicale consistant en une ablation de l'organe malade serait le mode de traitement rationnel, si l'on avait la certitude que la lésion est unilatérale, et qu'elle atteint les dimensions d'une tumeur rénale.

Mais étant donné que la bilatéralité de la lésion est la règle, l'action chirurgicale est très bornée et doit consister seulement en moyens palliatifs et préventifs de l'urémie terminale.

II. Régime. — Régime diététique et hygiène du mal de Bright en général.

NÉPHRECTOMIE.

Terrier.

Néphrectomie transpéritonéale. — La néphrectomie transpéritonéale a de nombreux avantages, en particulier pour les tumeurs volumineuses et mériterait d'être plus souvent pratiquée.

Elle rend l'énucléation plus facile, elle permet d'arriver plus aisément au hile rénal et de traiter ainsi les vaisseaux et l'uretère. Le drainage lombaire n'est pas fatalement la conséquence de cette opération.

Technique. — Suturer les bords de l'orifice péritonéal de la cavité rétro-péritonéale avec ceux de la plaie abdominale antérieure.

Laisser les drains suffisamment longtemps, surtout si l'on n'est pas sûr de l'asepsie de l'uretère lié dans la plaie.

On pourrait d'ailleurs chercher, à attirer l'uretère au dehors, afin de le traiter spécialement et le fixer à la paroi abdominale antérieure.

Péan.

La section transversale de la paroi, faite d'emblée, depuis la peau jusqu'au péritoine, en ouvrant même ce dernier sur une longueur plus ou moins grande, quand cela est utile, est avantageuse dans bon nombre de cas.

Du bord externe du muscle droit correspondant à la tumeur, à la hauteur de l'ombilic, faire partir une incision transversale, se dirigeant en dehors et se terminant au niveau du bord externe de la masse sacro-lombaire.

La peau, le tissu cellulaire sous-cutané et l'aponévrose superficielle sont compris dans cette première incision, puis les muscles oblique et transverse, les aponévroses moyenne et profonde sont incisées; au besoin même, on prolonge l'incision à travers la masse sacro-lombaire.

Le rein est alors facile à disséquer, même si la tumeur présente de nombreuses adhérences.

Si la tumeur est volumineuse, ouvrir transversalement le péritoine; le pincement préventif du rein et de son hile rendront de grands services.

Polaillon.

Néphrectomie lombaire. — La néphrectomie lombaire est préférable à la voie péritonéale, puisqu'on ménage le péritoine.

Incision verticale sur le bord externe des muscles de la masse sacro-lombaire, depuis la douzième côte jusqu'à la crête iliaque.

Prolonger l'incision jusqu'au voisinage de l'épine iliaque antéro-supérieure, si l'incision n'était pas suffisante.

L'incision ainsi faite en L est préférable à l'incision

courbe à concavité antérieure, car elle donne plus de jour et plus de facilité pour la ligature du hile.

On peut se borner à lier en masse les vaisseaux du pédicule, mais il est bon dans ce cas d'appliquer par prudence deux ligatures superposées.

La néphrectomie est moins dangereuse sur le rein gauche, car on sait que le hile est plus long à gauche qu'à droite.

Terrillon.

La néphrectomie, opération aujourd'hui classique, peut se faire par la voie lombaire ou par la voie abdominale antérieure.

Néphrectomie lombaire. — Autrefois la voie lombaire était seule permise.

Néphrectomie abdominale antérieure. — Depuis les progrès de l'antisepsie moderne et la facilité relative des laparotomies, la voie abdominale antérieure, qui consiste à ouvrir le péritoine et à aller chercher le rein à travers les anses intestinales, semble être préférée par beaucoup de chirurgiens.

Cette méthode transpéritonéale est la méthode de l'avenir pour toutes les tumeurs du rein venant faire une saillie un peu volumineuse dans un des flancs. Elle rend l'opération plus aisée, elle permet d'atteindre plus facilement le pédicule et ne donne pas lieu à plus d'accidents que la méthode lombaire.

Pourtant, il est certaines particularités sur lesquelles il est bon d'insister.

Sans parler de l'incision, qui peut indifféremment être faite sur la ligne médiane, en dehors du muscle droit ou sur la partie la plus saillante de la tumeur, j'arrive au point essentiel, à savoir quelle conduite il faut tenir, l'ablation étant terminée, le

7.

pédicule étant sectionné, relativement à la partie de l'uretère et des vaisseaux qui doivent rester au fond de la plaie.

Trois procédés en présence :

1° *Fixation de l'extrémité de l'uretère* à la paroi abdominale, afin d'empêcher la contamination de la plaie par le contact des substances contenues dans l'uretère.

Ce procédé offre plusieurs inconvénients qui l'ont fait repousser par beaucoup d'opérateurs.

2° *Abandon du pédicule, formé par l'uretère et les vaisseaux rénaux, dans le fond de la plaie*, en appliquant au contact de ce pédicule un tube à drainage, sortant d'autre part par la plaie cutanée.

L'inconvénient de ce second mode est de donner fréquemment lieu à des fistules, dont la guérison est longue et qui peuvent être dans la suite la source d'accidents inflammatoires.

3° *Abandon dans le fond de la plaie du pédicule rendu aseptique.* Cette méthode est de beaucoup la plus rationnelle et avec des précautions suffisantes d'asepsie, on est sûr ainsi d'éviter toute cette longue série d'inflammations.

Le point important est de bien désinfecter l'extrémité inférieure de l'uretère. Or, ce résultat peut être suffisamment obtenu par la cautérisation à l'aide du thermocautère.

Au cas où il y aurait déjà suppuration, il serait facile de transformer ce procédé si simple, en employant le drainage à l'aide d'une mèche de gaze iodoformée.

Tuffier.

Néphrectomie partielle. — Chez un homme porteur d'un kyste séreux occupant l'extrémité supérieure du rein, j'ai pratiqué une néphrectomie partielle.

Les avantages de cette méthode sont :

1° D'économiser le parenchyme rénal sain ;

2° L'efficacité et la rapidité de la réunion par première intention.

TECHNIQUE. — Compression du pédicule rénal par un aide. Dissection du kyste dans l'épaisseur du parenchyme, permettant d'enlever ainsi toute la tumeur sans perdre de sang.

Fermeture de la plaie ; réunion des bords de la capsule. Cessation de la compression. Le rein est réduit et abandonné dans sa loge lombaire.

Sutures étagées des muscles et aponévroses ; sutures de la peau au crin de Florence. Pas de drainage.

NÉPHRITES.

Germain Sée.

Néphrites parenchymateuses. — I. TRAITEMENT MÉDICAL. — Employer le bromure de strontium à la dose de 4 grammes à $4^{gr},50$ par jour, en trois fois. Immédiatement la quantité d'albumine s'abaisse de moitié.

Après quelques jours, remplacer le bromure de strontium par le bromure de calcium.

II. RÉGIME. — Fournir au malade les 2 500 calories dont il a besoin chaque jour, sans lui donner beaucoup d'albuminates. Composer l'alimentation de cervelles de mouton, de ris de veau, de chocolat, de riz, de macaroni, de quelques pommes de terre ; comme viande, une très petite quantité de poulet.

Pas de lait, ni d'œuf.

Comme boisson, un peu de vin et un peu d'eau minérale, du thé.

La cure de lait est indiscutable dans le traitement des néphrites parenchymateuses aiguës, comme celles de la scarlatine, de la grossesse où le lait fait merveille: les néphrites cèdent sûrement.

Rien à tenter contre l'*albuminurie d'origine diphtéritique.*

Néphrites chroniques. — Les néphrites chroniques, comme celles de la tuberculose, réclament l'usage du régime lacté, mais c'est là qu'on rencontre le plus de difficultés pour la digestibilité du lait, à cause des troubles si fréquents de la digestion et des perversions du suc gastrique, et des lésions de l'estomac des tuberculeux.

Le rein amyloïde, le rein atrophié ne supportent pas le lait.

Néphrites interstitielles. — Quelle que soit la cause de ces scléroses, qu'elles proviennent de l'alcoolisme, du saturnisme, de la goutte, du diabète, de la syphilis, le lait ne sera utile que comme un aliment mixte, mais incomplet et touchant à la frontière de l'inanition.

Jaccoud.

Néphrites catarrhales. — I. TRAITEMENT. — Émissions sanguines: ventouses sèches et scarifiées sur la région lombaire. Saignée générale.

Laxatifs doux. Diurétiques : eau pure, eau de Seltz, eau de Contrexéville.

II. RÉGIME. — Repos au lit; diète légère.

Néphrites parenchymateuses (mal de Bright). — I. TRAITEMENT. — Émissions sanguines, suivant les forces du malade.

A la période chronique : sudation artificielle par les bains de vapeur, les ablutions froides consécutives à l'étuve sèche.

Chlorure de sodium (4 à 8 grammes par jour).

Acide arsénieux (1 ou 2 granules au moment des repas), pour faciliter l'assimilation des albuminoïdes.

II. Régime. — Régime lacté, d'abord exclusif, puis mitigé (1).

Dieulafoy.

Néphrites aiguës. — I. Régime. — Régime lacté continué pendant plusieurs semaines.

II. Traitement. — Ventouses sur la région lombaire.

Saignée générale, en présence d'accidents urémiques graves.

Retirer d'un seul coup 3 à 400 grammes de sang et recommencer, si cela est nécessaire, une deuxième, puis une troisième fois.

La saignée a une action immédiate sur l'état aigu du moment et contribue à empêcher le passage à l'état chronique.

Néphrites chroniques. — I. Régime. — Régime lacté, aussi absolu que possible; faire prendre au malade chaque jour de deux à trois litres de lait cru ou cuit, chaud ou froid, donné à intervalles égaux et par quantités égales.

Ajouter à cette quantité de lait, de 50 à 100 grammes de lactose.

S'il y a intolérance de l'estomac, on alcalinisera le lait à l'aide d'un peu d'eau de chaux ou d'eau de Vichy.

Ne tolérer aucun autre aliment, permettre tout au plus quelques jaunes d'œufs ou quelques laitages.

Si la médication lactée est mal supportée, ou peut par moments la remplacer par une alimentation

____

(1) Voy. *Mal de Brigth*, p. 113.

mixte, à laquelle on ajoutera les toniques et les ferrugineux.

II. Traitement. — Exciter et entretenir les fonctions cutanées (frictions, massages, révulsifs sous forme de ventouses sèches).

Comme médicaments, on prescrira de préférence, la digitale, le chlorure de sodium à la dose de 1 à 4 grammes par jour, l'iodure de potassium à dose plus ou moins élevée.

Contre les œdèmes, l'anasarque, le régime lacté et la digitale sont les meilleurs moyens (10 à 20 centigrammes par jour de poudre de feuilles de digitale). En cas d'œdème considérable aux jambes, on pourrait pratiquer des mouchetures, en s'entourant des précautions antiseptiques nécessaires pour ne pas déterminer d'inflammation.

Dujardin-Beaumetz.

I. Traitement. — 1° Faciliter l'élimination des toxines par les voies supplémentaires; diurétiques, purgatifs et excitation du fonctionnement de la peau.

2° Réduire, autant que possible, la production des toxines.

Antisepsie intestinale et régime alimentaire approprié.

Pour l'antisepsie intestinale, le benzoate de naphtol est supérieur au salol, parce qu'il ne contient ni acide phénique, ni acide salicylique.

II. Régime. — C'est surtout le régime végétarien qui remplit ici l'indication. Il faut, en effet, réduire au minimum les toxines introduites par l'alimentation. C'est surtout dans les poissons, dans les mollusques, dans les crustacés, que se produisent très rapidement les ptomaïnes toxiques. Défendre les viandes en général, surtout le gibier, la charcuterie, les salaisons, les poissons, les mollusques, les fromages avancés.

Ajouter à cette liste l'alcool, qui par son action spéciale sur le rein l'irrite et s'oppose à l'élimination des substances toxiques.

Le régime végétarien, qui comprend le laitage, les œufs, les féculents, les légumes verts et les fruits, réduit à leur minimum les toxines alimentaires.

Constantin Paul.

Néphrites parenchymateuses. — La strontiane est indiquée et donne d'heureux résultats dans certaines variétés de néphrites, la néphrite parenchymateuse, rhumatismale, scrofuleuse et goutteuse; elle est aussi indiquée dans la néphrite des nouvelles accouchées, des femmes enceintes, etc.

Néphrites interstitielles. — Jusqu'à présent, la strontiane n'a pas paru efficace dans la néphrite interstitielle, dans les lésions rénales de la tuberculose, de la syphilis.

Enfin, lorsque la maladie rénale est arrivée à la période d'insuffisance ou d'urémie, la strontiane n'a plus d'action efficace.

Lancereaux.

Néphrites épithéliales. — **Néphrites toxiques.** — I. Régime. — Régime lacté.

II. Traitement. — L'indication thérapeutique consiste à neutraliser le poison, à combattre les effets immédiats. Purgatifs drastiques et diurétiques (scille, digitale, caféine). Vomitifs.

Néphrites pyrétiques. — I. Régime. — Régime du lait cru exclusif.

II. Traitement. — Combattre l'urémie.

Contre la dyspnée urémique, poudre d'écorce

d'ipécacuanha à dose vomitive (2 à 3 grammes).

Comme diurétiques en cas d'accidents graves, lorsque les urines sont peu abondantes et surtout lorsque le cœur est également touché et présente des signes d'insuffisance, donner 6 à 7 des pilules suivantes :

Poudre de scille....................)
— de scammonée.............. } ãã 5 cent.
— de feuilles de digitale......)

F. s. a. 100 pilules.

La saignée ne sera faite que s'il y a cyanose.

Purgatifs drastiques répétés, pour agir plus énergiquement.

Néphrites gravidiques. — I. RÉGIME. — Régime lacté exclusif.

II. TRAITEMENT. — Dès que la sécrétion urinaire vient à diminuer, prescrire les diurétiques et les purgatifs drastiques énergiques.

En présence d'accidents graves, une ou plusieurs saignées.

Chloral à haute dose, en lavement.

Néphrites épithéliales chez les syphilitiques, les tuberculeux. — I. TRAITEMENT. — Ventouses sèches ou scarifiées sur la région des reins ; frictions sèches ou stimulantes sur la surface cutanée. — Bains chauds.

Teinture de cantharide, à la dose de 5 à 10 gouttes.

Combattre les troubles urémiques, dès leur début, à l'aide de purgatifs drastiques.

S'il y a tendance aux hémorragies, quinquina, sous forme d'extrait.

II. RÉGIME. — Régime lacté exclusif.

Néphrites « a frigore ». — I. TRAITEMENT. — Contre la lésion rénale :

1° Au début : boissons chaudes, révulsifs, ventouses sèches, sinapismes sur la région lombaire.

2° A une période plus avancée : teinture de cantharides, à la dose de six gouttes, puis de dix à douze gouttes en 24 heures.

Lavement des peintres :

Poudre de jalap..	4 grammes.
Feuilles de séné	8 —
Eau-de-vie allemande	30 —
Eau bouillante	500 —

Faire infuser.

Frictions stimulantes sur la peau; bains chauds, bains d'air sec.

II. RÉGIME. — Régime lacté.

Néphrites suppuratives ascendantes. — I. TRAITEMENT. — Traitement énergique, dirigé à la fois contre la vessie et le rein.

Lavages de la vessie à l'eau boriquée ou au nitrate d'argent à 1/500.

Acide benzoïque (1 gramme) comme médicament interne, si les urines sont alcalines.

Contre la fièvre, quinine à la dose de 1 à 2 grammes.

Diurétiques (caféine). Purgatifs drastiques.

II. RÉGIME. — Régime lacté. Eau de Vals.

Néphrites suppuratives métastatiques. — I. TRAITEMENT. — Quinine, acide salicylique, contre la fièvre.

Évacuants, s'il y a menace d'urémie.

Toniques.

Néphrites saturnines. — I. RÉGIME. — Régime lacté.

II. TRAITEMENT. — Associer au régime lacté l'usage de l'iodure de potassium (2 grammes par jour).

Toniques.

S'il y a menace d'insuffisance urinaire, administrer les diurétiques et les purgatifs drastiques.

H. Rendu.

Néphrites au cours d'une pneumonie. — I. TRAITEMENT. — Le traitement préventif est nul : tout au plus, pouvons-nous prescrire la quinine à haute dose comme antizymotique.

On se trouvera bien, comme médication symptomatique, de la révulsion lombaire par les ventouses.

Les vésicatoires sont formellement contre-indiqués.

Dérivatifs intestinaux, diurétiques.

II. RÉGIME. — Régime lacté.

Néphrites saturnines. — I. TRAITEMENT. — Ventouses scarifiées sur la région lombaire.

Diurétiques (digitale, acétate d'ammoniaque).

Iodure de sodium à petites doses (0,15 à 0,30 centigrammes par jour).

II. RÉGIME. — Diète lactée.

NÉPHROTOMIE.

Félix Guyon.

TECHNIQUE. — Incision de la peau, dirigée de la douzième côte au niveau du bord externe de la masse sacro-lombaire, et s'inclinant en bas et en dehors, pour aller aboutir obliquement sur la crête iliaque. L'incision oblique est préférable dans les pyonéphroses, car elle donne plus de jour : le colon est refoulé par la poche rénale et l'on évite ainsi de le blesser.

Section et écartement des couches musculaires. Un aide ayant le poing sur le ventre de la malade refoule en arrière le rein, que l'on peut voir au travers de sa capsule graisseuse.

Incision de la capsule, en plusieurs temps successifs, pour éviter les veines, qui rampent entre ses feuillets. Pinces hémostatiques sur les deux lèvres de l'incision.

Garnir le rein de compresses antiseptiques, afin d'éviter que le pus ne se répande sur les couches traversées.

Inciser le rein, soit à l'aide d'un trocart cannelé, soit à l'aide d'un bistouri, guidé sur une sonde cannelée.

Incision graduelle à coups successifs, afin d'éviter une inondation de pus. Le pus est recueilli au fur et à mesure, sur une éponge aseptique.

Explorer méthodiquement la cavité rénale, à l'aide du doigt.

Chercher s'il n'existe pas des foyers secondaires et au besoin ponctionner le tissu rénal.

Les cloisons qui séparent les différentes loges de la pyonéphrose seront sectionnées, entre 2 pinces hémostatiques, afin d'éviter l'hémorragie des vaisseaux, parfois assez volumineux, qu'elles contiennent.

Lavage du rein à l'eau phéniquée à 5 p. 100.

Suture du rein à la capsule, au moyen de fils suspenseurs, comprenant dans leur anse la couche musculaire, la capsule et le tissu rénal.

Drainage de la poche au moyen d'un gros drain, retenu par un fil dans la position voulue.

Suture superficielle, pour rétrécir modérément la plaie cutanée.

Pansement iodoformé.

Tillaux.

La *néphrotomie* est moins grave que la néphrectomie.

Dans la *néphrectomie*, le traumatisme est plus grave ; d'autre part, on est souvent obligé de préférer la voie abdominale, qui est plus redoutable que la voie lombaire ; enfin, on n'a aucun moyen de vérifier d'une façon sûre l'état de l'autre rein et alors même qu'il ne serait pas malade, au moment de l'opération, il peut le devenir plus tard.

La *néphrotomie* sera l'opération de choix dans les tumeurs liquides du rein ; elle est peu dangereuse, soulage immédiatement le malade et peut donner la guérison complète.

La néphrectomie par contre peut seule guérir d'une fistule rénale ou uretérale.

En résumé, on peut formuler les deux propositions suivantes :

La néphrotomie est seule applicable aux kystes du rein, à l'hydronéphrose, à la pyélonéphrite, au rein calculeux.

La néphrectomie doit être réservée à la cure des fistules urinaires et des tumeurs solides du rein.

NEURASTHÉNIE VÉSICALE.

Félix Guyon.

Les *faux urinaires*, c'est-à-dire les malades qui, sans avoir de lésion de l'appareil urinaire, viennent consulter le médecin pour troubles de la miction, seront soumis à un double traitement.

I. Traitement local. — Introduction de bougies, injection d'eau froide dans la vessie, suivant les cas. Les malades auront plus de confiance dans les moyens où l'on semble agir directement sur le mal dont ils se plaignent.

II. Traitement général. — Hydrothérapie ; reconstituants et fortifiants.

Électricité.

Traitement général de la neurasthénie.

ORCHITE BLENNORRAGIQUE.

Alf. Fournier.

Les deux principales indications consistent à combattre la douleur et l'inflammation.

Pour cela, on peut employer les émissions sanguines locales, jamais moins de 10 à 15 sangsues qui devront être placées au niveau du cordon et sur le trajet du canal, ou bien la glace, dont l'emploi doit être continué jusqu'à disparition de la douleur.

Les sangsues conviennent aux individus pléthoriques, la glace aux anémiques et aux lymphatiques.

Ces topiques échouent dans certaines orchites névralgiques rebelles.

On devra alors compléter leur action par l'usage quotidien de lavements additionnés de XX gouttes de laudanum.

Dans le cas où il existerait une petite hydrocèle vaginale, il faudrait avoir recours à une petite ponction évacuatrice, qui, même petite, soulage la douleur et fait disparaître tout accident réflexe.

Les divers moyens de compression, usités parfois, en pareil cas, sont souvent mal tolérés et leur emploi n'offre aucune supériorité sur les précédents.

Comme contre-indications, il faut signaler surtout l'application des sangsues sur les bourses, qui pourrait déterminer une gangrène ou un phlegmon.

La glace doit être employée avec prudence.

Il en est de même des divers topiques, tels que le collodion, l'acide phénique, la teinture d'iode, qui irritent la peau par leur contact et peuvent déterminer une gangrène.

Les frictions mercurielles doivent être rejetées, car il n'est pas démontré qu'elles aient une puissance résolutive quelconque et elles ont en plus le grave inconvénient de créer de la stomatite.

Si le malade ne pouvait interrompre son travail et garder le lit, il faudrait se résigner à emmailloter méthodiquement le scrotum avec une couche de ouate, le tout étant recouvert de caoutchouc et d'un suspensoir en toile.

Cette compression peut soulager le malade, mais laisse quelquefois après elle des indurations.

Enfin, contre les indurations post-orchitiques, on aura recours aux cataplasmes féculents froids, durant la nuit, au port d'un suspensoir ouaté le jour, ainsi qu'aux bains salés et sulfureux.

Mais il faut bien se persuader que leur guérison est l'œuvre du temps bien plus que de l'art du thérapeute.

Debove.

Employer la projection directe du jet de chlorure de méthyle, mais ce mode délicat d'application exige une grande habitude de ce genre de manœuvres.

Mauriac.

On soulage instantanément la douleur, en plongeant la lame d'un bistouri dans la vaginale et en lui imprimant un mouvement qui écarte les deux lèvres de la plaie. Celle-ci est cicatrisée en vingt-quatre heures.

Bouilly.

Repos au lit.

Soutenir les bourses, en ayant soin de bien les immobiliser.

Application de cataplasmes belladonés; purgatifs salins. Grands bains, tous les deux jours.

Contre la distension extrême de la vaginale, faire une ponction, soit à l'aide de lancette, soit à l'aide d'aiguille capillaire.

Contre les douleurs excessives, on peut employer des vessies de glace, qu'on appliquera sur les parties malades.

Humbert.

1° Repos absolu au lit, les bourses étant relevées.
2° Prendre un grand bain par semaine.
3° Cataplasmes de farine de lin.
4° Application d'onguent napolitain.

Henri Huchard.

Prescrire :

    Sirop de sucre................. 120 grammes.
    Teinture d'anémone pulsatile... XXX gouttes.

Une cuillerée à dessert toutes les deux heures.
Les douleurs cessent rapidement.

Du Castel.

I. TRAITEMENT INTERNE. — Salicylate de soude (6 grammes).

Ou bien : teinture d'anémone pulsatile, 30 gouttes.

Le premier de ces médicaments semble plus actif.

II. TRAITEMENT EXTERNE. — Port d'un suspensoir ouaté.

Stypage au chlorure de méthyle : appliquer pendant quelques secondes, à la surface du dartos du malade, un tampon de ouate sur lequel aura été projeté un jet de chlorure de méthyle.

Siphonnage direct au chlorure de méthyle, à l'aide du siphon Debove.

On peut encore couvrir le scrotum d'un cataplasme de farine de lin, cuite dans une décoction de pavot.

Faire des applications de ventouses sur le trajet, préalablement rasé, du côté malade.

Prendre un grand bain, tous les deux jours.

Prendre 2 verres d'eau de Sedlitz, tous les deux jours, en alternant avec les bains.

III. Régime. — Repos au lit.

Balzer.

I. Régime. — Repos au lit.

II. Traitement. — Application de compresses imbibées d'extrait de Saturne.

Stypage, dans les cas d'orchite douloureuse.

Les badigeonnages de gaïacol donnent de très bons résultats, font cesser les douleurs et amènent une grande amélioration des symptômes généraux.

Sur la peau de la région inguinale, on fera des applications de gaïacol pur.

Sur la peau du scrotum, on appliquera la pommade suivante :

    Gaïacol........................   5 grammes.
    Vaseline..   30   —

La quantité employée pour chaque badigeonnage est de 3 à 5 grammes. On fait deux badigeonnages par jour et on maintient sur les bourses une triple compresse, retenue par un bandage en T.

Les effets, quoique moins prompts qu'avec le gaïacol pur, sont satisfaisants.

Les douleurs sont apaisées au bout de trois ou quatre heures; le sommeil devient possible; la température tombe à la normale et l'amélioration est parfois très grande dès la première application.

On peut expliquer les bons effets des badigeonnages gaïacolés par l'action locale exercée par le gaïacol sur les terminaisons nerveuses cutanées et peut-être par l'action réflexe sur les nerfs du cordon et du testicule, plutôt que par l'absorption.

Cesser les badigeonnages, dès qu'il n'y a plus de douleur, car ils ne paraissent pas avoir une action résolutive sur l'infiltration inflammatoire de l'épididyme.

Chauffard.

Employer le salicylate de soude, à hautes doses (6 grammes par jour).

Bazy.

La teinture d'anémone pulsatille a, sur tous les autres médicaments l'avantage de faire disparaître la douleur et de ne pas rendre nécessaire le repos au lit, si difficile à obtenir des malades.

La formule employée est la suivante :

Sirop de sucre................. 120 grammes.
Teinture d'anémone pulsatille.. XXX gouttes.

Mêler. A prendre par demi-cuillerées à soupe, toutes les deux heures. La potion n'est pas désagréable et peut être prise par les malades sans répugnance.

Continuer le traitement jusqu'à complète guérison, c'est-à-dire jusqu'à disparition de la douleur et résolution de la masse épididymaire.

La durée moyenne du traitement est environ onze jours.

PACHYVAGINALITE.

Voir *Hématocèle*, p. 71.

VOIES URINAIRES.   8

PARAPHIMOSIS.

Duplay.

Pour le taxis du paraphimosis, il convient de saisir la verge à pleine main, de façon à ce que le gland et le paraphimosis dépassent en avant l'anneau formé par le pouce et l'index gauches. Pétrissage du gland, après lequel on s'efforce d'introduire l'ongle de l'index droit entre le limbe et la partie qu'il étrangle, afin de refouler sous lui le bourrelet muqueux.

Si la réduction est impossible : expectation, traitement antiphlogistique.

Arm. Desprès.

Envelopper toute la verge dans un linge mouillé et comprimer à pleine main toute l'extrémité tuméfiée ; saisir avec la main gauche la verge au-dessous du bourrelet formé par la muqueuse du prépuce ; presser sur le gland avec les doigts de la main droite, embrassant et comprimant tout le gland.

Lorsque l'œdème est réduit, on sent la peau de la verge glisser sur le gland ; on comprime encore en attirant la verge, on sent alors un échappement ; on cesse de comprimer, on enlève le linge et on voit le prépuce revenu sur le gland. On achève la réduction en tirant avec les doigts sur la peau du prépuce.

Si la réduction n'a pas été obtenue d'emblée et si les phénomènes inflammatoires sont peu prononcés, les choses peuvent être abandonnées à elles-mêmes, la partie étant légèrement comprimée par un bandage roulé ou recouverte de compresses résolutives.

Dans les cas où il y a de violentes douleurs et où l'intensité des phénomènes inflammatoires fait craindre la gangrène d'une partie étendue du prépuce, l'anneau constricteur sera débridé, en plusieurs points, avec des ciseaux ou un bistouri introduit dans une sonde cannelée.

E. Schwartz.

Paraphimosis récent. — On essaiera le taxis si l'accident est récent et l'on réussit presque toujours dans les premières vingt-quatre heures.

Pour cela, prenant la verge entre le pouce et les autres doigts de la main gauche, on la tire en avant, en appuyant sur le bourrelet cutané postérieur, tandis qu'avec le pouce et les doigts de la main droite, on pétrit le gland suivant sa circonférence, afin de diminuer son calibre, puis on le refoule en arrière dès qu'on suppose la réduction possible.

Paraphimosis intense, ancien. — La réduction peut alors être impossible.

Combattre les accidents inflammatoires par des moyens appropriés, en gardant l'expectation, au début.

Si des accidents graves et pressants apparaissaient, conseiller de préférence l'*incision sous-cutanée du limbe*.

Technique. — Introduire une sonde cannelée entre le gland et l'anneau préputial, puis sectionner l'anneau constricteur entre les deux bourrelets muqueux et cutané.

Les incisions multiples donnent souvent lieu à un *phimosis* plus serré qu'auparavant.

Paraphimosis persistant — Combattre les accidents inflammatoires.

S'il y a menace de gangrène, section de la bride sans réduction.

PÉNITIS.

E. Schwartz.

I. TRAITEMENT LOCAL. — Débridements étendus et profonds, faits soit au thermo-cautère soit au bistouri.

Laisser l'élimination des parties gangrenées se faire naturellement.

Au cas où elle tarderait, l'amputation serait indiquée.

II. TRAITEMENT GÉNÉRAL. — Relever l'état général du malade.

Bouilly.

I. TRAITEMENT LOCAL. — Incisions profondes au thermo-cautère.

Applications d'antiseptiques.

II. TRAITEMENT GÉNÉRAL. — Soutenir les forces du malade, au moyen de toniques et de stimulants.

PÉRINÉPHRITE.

Voir *Phlegmon périnéphrétique*, p. 140.

PÉRIURÉTÉRITE.

Voir *Urétérite*, p. 223.

PERTES SÉMINALES.

Voir *Spermatorrhée*, p. 192.

PHIMOSIS.

Verneuil.

La dilatation du prépuce est le véritable traitement du phimosis.

C'est là une opération simple, facile, extrêmement bénigne, qui ne nécessite pas l'anesthésie.

L'instrument, dont on se sert, est une pince à trois branches ou même une pince à pansements à mors étroits.

Le principal obstacle à la dilatation consiste parfois dans l'étroitesse de l'orifice, empêchant le passage des pinces dilatatrices, permettant à peine le passage d'une sonde cannelée ou d'un stylet.

L'incision linéaire ou mieux la circoncision sont alors préférables.

La circoncision est indiquée dans les cas exceptionnels ou, à la suite d'inflammations réitérées, de balano-posthite chronique, il y a induration, épaississement du pli préputial, ou bien lorsque la face interne du sac préputial est recouverte de végétations simples, ou est à l'état d'épithélioma papillaire.

Elle est encore indiquée à la suite de chancre mou, laissant sur la base du prépuce une perforation au travers de laquelle le gland fait hernie.

Tillaux.

Phimosis accidentel. — Il n'est pas toujours nécessaire de pratiquer la circoncision dans le phimosis accidentel. La surface de section devient fréquemment chancreuse, malgré la cautérisation.

On commencera par faire des lavages fréquents entre le prépuce et le gland.

Pourtant si l'écoulement persistait et devenait très abondant, il faudrait enlever le prépuce, afin de voir ce qui se passe, de panser directement les plaies et d'éviter ces larges et profondes ulcérations, qui finissent par ronger le gland.

P. Reclus.

Dans la première enfance, ne pas se hâter d'opérer le phimosis pouvant disparaître avec l'âge ; il n'y a indication que par les accidents que peut provoquer sa présence (difficultés de la miction, calculs, balanite, masturbation, incontinence d'urine).

Si la malformation n'est pas disparue au moment de la puberté, elle tend à s'accroître et l'intervention est indiquée.

I. DILATATION. — La dilatation expose à des récidives même étant faite dans les meilleures conditions : aussi ne la conseillons-nous pas.

II. CIRCONCISION. — La circoncision est d'une exécution facile ; elle donne un résultat radical à peu de frais et l'hésitation ne paraît pas possible.

Technique. — Anesthésie régionale par la cocaïne.

Incision antéro-postérieure de la peau, du prépuce, de son orifice à la racine du gland, en détruisant les adhérences.

Résection du prépuce, allant de l'extrémité inférieure de l'incision préputiale au frein que l'on sectionne.

Il ne reste plus alors qu'à unir la muqueuse à la peau, au moyen de quelques points de suture au catgut.

E. Schwartz.

Phimosis congénital. — I. DILATATION. — La dilatation, qui ne demande pas l'anesthésie, se fait à l'aide de pinces dilatatrices à deux ou trois branches, coudées à angle droit, à leur extrémité.

La pince étant introduite dans l'orifice préputial, on ouvre peu à peu, progressivement jusqu'à ce qu'on ait la sensation d'une résistance vaincue :

le limbe a été déchiré et on peut alors facilement découvrir le gland.

La dilatation est une bonne opération, facile à répéter sans danger en cas de récidive, mais elle n'est pas applicable à tous les cas. Elle n'est bonne que dans les cas où le prépuce n'est pas trop long, non enflammé, assez large pour permettre l'introduction de la pince.

II. INCISION SIMPLE. — C'est une opération d'urgence, mauvaise au point de vue plastique, puisqu'elle transforme le prépuce en deux lambeaux flottants.

Elle n'est utile que dans le cas où il y a urgence à donner issue aux liquides contenus dans la poche sous-préputiale.

III. EXCISION EN V. — De beaucoup inférieure à la circoncision, elle donne de meilleurs résultats que l'incision simple.

Elle est applicable aux cas de phimosis congénital avec prépuce peu développé.

IV. CIRCONCISION. — Elle a pour but de pratiquer l'ablation du prépuce et peut être partielle ou totale.

Le procédé qui donne les meilleurs résultats est le suivant :

Technique. — Ramener le prépuce en avant à l'aide de deux pinces, saisissant la muqueuse et la peau, en tâchant d'attirer davantage la muqueuse, comme pour la renverser en dehors.

Appliquer en avant du gland une pince de Ricord suffisamment longue, de façon à ce qu'elle soit légèrement oblique, de haut en bas et d'arrière en avant.

Sectionner le prépuce suivant une ellipse, afin d'éviter la section de l'artère du frein.

Suture à l'aide de serre-fines, en ayant soin de réunir exactement le bord muqueux contre le bord cutané et en se servant toujours pour chaque individu de serre-fines neuves.

S'il y a des adhérences, elles seront détachées avec l'ongle ou disséquées au besoin avec le bistouri.

Pansement tenant la verge relevée contre la paroi abdominale. Compresses boriquées froides.

PHLEGMON PÉRINÉPHRÉTIQUE.

Le Dentu.

I. Au début. — Résolutifs, tels que les frictions avec l'onguent mercuriel belladonné, les ventouses scarifiées, les sangsues.

Contre la douleur : morphine, opiacés, en injections hypodermiques ou à l'intérieur.

Bains tièdes, cataplasmes laudanisés sur la région lombaire.

II. Lorsque la fluctuation est établie. — L'intervention s'impose.

Les progrès de l'antisepsie, la pratique plus répandue des maladies du rein ont fait rejeter les traitements anciens par les caustiques, la ponction et le drainage.

Le traitement ordinaire, qu'on doit recommander sans hésitation, c'est l'incision combinée avec le drainage.

Incision large, transversale faite au bistouri ou au thermo-cautère.

Lavage antiseptique du foyer.

Bouilly.

I. Au début. — Résolutifs, sous forme de cataplasmes, de grands bains, de ventouses scarifiées et de sangsues.

II. Lorsque la tumeur est constituée. — Intervenir dès qu'il y a, en même temps qu'une élévation de la température, apparition d'une tumeur lombaire. Faire au besoin une ponction exploratrice pour reconnaître le siège et la nature du liquide collecté.

Incision de 8 à 10 centimètres le long du bord externe de la masse sacro-lombaire, couche par couche. Vider complètement la poche purulente et irriguer avec une solution phéniquée à 5 p. 100 ou avec une solution de chlorure de zinc à 2 p. 100. — Drainage consécutif.

Avec le doigt introduit dans la plaie, reconnaître l'état du rein, chercher s'il n'existe pas quelque corps étranger, et agir suivant les indications pour compléter l'opération.

Tuffier.

La temporisation et l'usage des grands bains ne peuvent être admis qu'en l'absence de diagnostic.

Une ponction exploratrice pourra être utile dans ces conditions. Incision large et précoce au bistouri, le malade étant placé dans le décubitus latéral sur le côté sain.

Incision sur le bord externe de la masse sacro-lombaire, conduisant directement sur la graisse péri-rénale.

Évacuation et nettoyage du foyer, en essayant de rompre avec le doigt les cloisons qui auraient pu se former.

On ne devra pas négliger d'examiner le rein, son volume, sa consistance, afin de voir s'il n'existe pas dans le rein quelque foyer, communiquant avec l'abcès.

Drainage et pansement iodoformé légèrement compressif.

PHLEGMON DIFFUS DU SCROTUM.

P. Reclus.

I. Traitement prophylactique. — Éviter toutes les causes qui peuvent le produire; soigner chez les affaiblis les moindres excoriations du scrotum; proscrire les scarifications dans le traitement de l'orchite.

II. Traitement local. — Combattre les infiltrations d'urine (v. p. 93).

Agir rapidement et énergiquement. Débridement large au thermo-cautère. Inciser tous les points suspects et ne pas craindre de dépasser les limites du mal.

E. Schwartz.

I. Traitement local. — Il doit être énergique et rapidement fait.

Débrider largement par des incisions profondes et multiples au thermo-cautère.

II. Traitement général. — Toniques, alcool; antisepsie intestinale.

PHLEGMON PÉRIURÉTRAL.

S. Duplay.

I. Au début. — Traitement antiphlogistique (sangsues, bains, cataplasmes).

II. A la période de suppuration. — Incision, même prématurée, en évitant la perforation de l'urètre.

Au cas où cette perforation aurait eu lieu, il faudrait surveiller avec soin et inciser à la première menace d'infiltration.

PLAIES DE LA PROSTATE.

Campenon.

Plaies de dehors en dedans. — Injection, lavage, soins de propreté.

Parfois il faudra régulariser ou mieux débrider une plaie sinueuse que l'urine ne traverse qu'avec peine.

Surveiller l'écoulement de l'urine. Cathétérisme répété ou au besoin sonde à demeure.

Un peu plus tard, la période des accidents centraux étant passée, si la plaie restait fistuleuse, on emploierait des injections irritantes, des cautérisations légères.

Plaies intra-urétrales. — *Au début*, on doit chercher à obtenir la cicatrisation de la fausse route en assurant le repos absolu du canal et en s'abstenant de toute manœuvre intra-uréthrale.

Si l'évacuation de la vessie devenait nécessaire, on aurait de préférence recours à l'établissement d'une sonde à demeure.

Contre les *complications inflammatoires consécutives*, se servir de moyens appropriés, c'est-à-dire d'émollients et d'antiphlogistiques.

PLAIES DU REIN.

Le Dentu.

I. Traitement général. — Repos absolu au lit; frictions sèches et excitantes pour réchauffer le corps; sinapismes, stimulants (alcool, acétate d'ammoniaque) donnés à l'intérieur, en même temps que des injections hypodermiques d'éther seront faites toutes les deux heures.

S'il y a hématurie ou hémorragie externe abondante, la médication stimulante est contre-indiquée.

Les vomissements seront calmés par l'opium à doses peu élevées.

II. Traitement local. — Ne pas sonder la plaie, même avec précautions antiseptiques, afin de ne pas déranger les caillots déjà formés.

Eviter toute injection, même antiseptique.

Désinfection seulement superficielle avec sublimé au 1/1000e ou acide phénique au 1/20e ; pansement antiseptique.

III. Traitement des complications. — 1° *Infiltration d'urine*. — Débrider la plaie profondément, afin d'éviter l'infiltration du liquide dans les muscles abdominaux ou au-dessous du péritoine.

2° *Hémorragie*. — Compression en avant et en arrière, sur la plaie même. Placer au-dessous des fausses côtes, un tampon qui refoulera le rein en arrière, médiatement, par l'intermédiaire des organes abdominaux.

Emploi des réfrigérants ; vessies de glace.

Hémostatiques internes : eau de Pagliari, de Lechelle, astringents (acétate de plomb, perchlorure de fer, alun, tanin). Injections sous-cutanées d'ergotine.

Contre une hémorragie persistante, débrider largement la plaie, enlever les caillots, mettre pendant quelques instants une éponge imbibée d'eau phéniquée et remplacer par une compression méthodique.

Contre une hémorragie jugée d'emblée trop grave, pratiquer immédiatement soit la forcipressure, soit la néphrectomie.

3° *Prolapsus rénal.*

a. La plaie est récente, le rein intact : réduire, suturer ou tamponner, après lavage antiseptique de l'organe et de sa loge.

b. La plaie existe depuis quelques heures : néphrectomie immédiate, même si le rein est intact.

c. Le rein est très divisé : néphrectomie immédiate que la plaie soit récente ou non.

D'une manière générale, on doit se guider sur les deux principes suivants :

1º Conserver si possible un rein pouvant fonctionner encore ;

2º Sectionner immédiatement le pédicule, si l'on doit finalement aboutir au sacrifice du rein.

PLAIES DE L'URÈTRE.

S. Duplay.

Plaies par instruments tranchants ou piquants. — Introduire dans l'urètre une sonde à demeure : cylindrique, si l'urètre n'a pas été sectionné dans toute sa circonférence ; à bout olivaire ou conique, dans le cas contraire.

La sonde étant placée, pratiquer la suture de la plaie, soit la suture à points séparés, très rapprochés, soit la suture enchevillée.

Retirer la sonde au bout du deuxième ou troisième jour, pour éviter toute inflammation suppurative.

Au cas où l'on ne pourrait faire passer la sonde dans le bout postérieur, pratiquer néanmoins la suture, tout en surveillant avec soin la miction et en se tenant prêt à lever les points de suture, au moindre signe d'infiltration.

PLAIES DE LA VESSIE.

Bouilly.

I. TRAITEMENT INTERNE. — Opium.

II. TRAITEMENT EXTERNE. — Combattre l'hémorragie

par des applications froides ou par le tamponnement.

Introduire une sonde de caoutchouc dans la vessie. Si elle est mal supportée, faire fréquemment le cathétérisme.

Faire un pansement antiseptique.

Dès qu'il se manifeste de la rétention ou de l'infiltration d'urine, si la plaie est petite et régulière, faire la laparotomie avec suture complète de l'organe; si la plaie est grande ou difficilement accessible, faire la laparotomie avec suture partielle et application d'un tube à demeure faisant siphon.

Dans les deux cas, faire la suture par le procédé Lembert, avec adossement péritonéal.

Plaies intra-péritonéales. — Faire la laparotomie, au premier signe de péritonite.

S. Pozzi.

Les plaies de la vessie, même grandes, sont curables.

La méthode de choix dans leur traitement semble être une opération en deux temps.

D'une part, on établira une boutonnière hypogastrique, permettant l'évacuation rapide et complète de l'urine à l'aide d'un siphonnage et se changeant bientôt en fistule.

La fistule étant créée, le traitement sera dirigé contre elle et la recherche de sa guérison constitue le deuxième temps.

La fistulisation préalable s'obtiendra, soit en ne suturant que la partie postérieure de la plaie vésicale, quand elle intéressera à la fois celle-ci et la partie antérieure, soit en incisant cette partie antérieure, afin de créer une boutonnière hypogastrique si la plaie n'intéresse que la face postérieure de l'organe.

A. Blum.

Rupture extra-péritonéale. — Taille périnéale ; cathétérisme à demeure.

Rupture intra-péritonéale. — Pratiquer dans le plus bref délai possible la laparotomie et reconnaître le siège et l'étendue de la plaie.

Suture séro-musculaire n'intéressant pas la muqueuse (suture de Lembert) des bords de la plaie en rapprochant notablement les points.

Lavage de l'abdomen.

Suture des parois abdominales.

Tuffier.

I. TRAITEMENT GÉNÉRAL. — Relever le malade par tous les moyens possibles.

II. TRAITEMENT CHIRURGICAL. — Pratiquer immédiatement la laparotomie avec suture complète de la vessie.

Laparotomie rapide ; désinfection ou lavage simple du péritoine, suivant les cas.

Suture de la vessie à points séparés, comprenant successivement les deux plans musculaire et séreux, faite à la soie ou au catgut.

Rupture extra-péritonéale. — Sonde à demeure qu'on surveillera soigneusement avec une rigoureuse antisepsie.

En présence d'accidents, ouvrir la vessie par l'incision hypogastrique et drainer consécutivement.

S'il y avait empâtement dans la région périnéale, indiquant un commencement d'infiltration, c'est par cette voie qu'on devrait pratiquer l'incision.

Suturer la perforation et assurer la siccité parfaite de la vessie par les tubes Perier-Guyon.

POLYURIE.

Ch. Bouchard.

Polyurie azoturique. — Prescrire l'extrait de valériane, à la dose de 8 à 30 grammes.

Hayem.

Donner l'opium, quoiqu'il ait ses inconvénients : constipation, perte de l'appétit.

E. Bucquoy.

Prescrire 75 centigrammes d'ergot de seigle, à prendre en vingt-quatre heures.

Cuffer.

Polyurie essentielle aiguë. — I. RÉGIME. — Éviter le froid, les émotions, la fatigue.

Proscrire l'usage des boissons alcooliques et des eaux diurétiques.

Aliments azotés, de préférence aux autres.

II. TRAITEMENT. — Contre l'anémie concomitante, s'il y a lieu, employer les préparations ferrugineuses et quiniques, ou l'hydrothérapie.

Polyurie essentielle chronique. — I. TRAITEMENT HYGIÉNIQUE. — Alimentation exclusivement azotée.

II. TRAITEMENT MÉDICAL. — 1° *Révulsion cutanée*, sous forme de frictions sèches, d'onctions avec l'huile de croton, de douches froides dans la région lombaire.

Infusion de jaborandi, à la dose de 4 grammes par jour.

2° *Révulsion intestinale* : Purgatifs drastiques, calomel.

3° *Médicaments agissant directement sur le rein* : *Astringents*, tels que ergot de seigle, strychnine, noix vomique, acétate de plomb, et *balsamiques* tels que baume de Tolu, copahu, essence de térébenthine.

4° *Médicaments agissant sur le système nerveux* : Narcotiques et antispasmodiques : opium et valériane de préférence ; belladone, castoreum, camphre, asa fœtida.

Déjerine.

Polyurie nerveuse. — I. TRAITEMENT PSYCHIQUE. — Suggestion hypnotique méthodique.

Éviter les fatigues intellectuelles et morales

II. TRAITEMENT GÉNÉRAL. — Toniques ; douches froides.

Sédatifs du système nerveux (valériane, belladone, ou mieux bromure de potassium).

Juhel Renoy.

La quinine est contre-indiquée, à cause de l'état du cœur.

Donner l'antipyrine qui agit plus vite que l'opium ; c'est le médicament suspenseur de l'activité rénale, et cette propriété particulière, si dangereuse dans le traitement des fièvres par l'antipyrine, trouve ici son emploi.

PONCTION RÉNALE.

Le Dentu.

La ponction du rein ne peut guère être employée que comme méthode exploratrice, fournissant au diagnostic un élément indispensable, mais n'étant au point de vue opératoire qu'un moyen palliatif.

La ponction doit être extra-péritonéale. Le lieu d'élection, c'est la partie externe de la région lombaire, quand la tumeur est de médiocre volume ; la région du flanc, quand la tumeur est volumineuse.

Il faut toujours avoir soin de se tenir au moins à 2 centimètres de la douzième côte, afin de ne pas blesser la plèvre, et à droite, on doit veiller à ne pas blesser le foie.

La ponction sera faite, autant que possible, au point où la fluctuation est le plus nette, s'il s'agit évidemment d'une tumeur liquide ; au point le plus résistant, si l'on ne peut que soupçonner l'existence d'une collection.

Les gros trocarts sont toujours inutiles et dangereux. Ceux de Dieulafoy et Potain méritent la préférence. Au besoin, on pourrait s'aider de l'aspiration.

L'opération sera faite avec tous les soins antiseptiques habituels.

PONCTION DE LA VESSIE.

Tuffier.

I. Instruments. — La ponction de la vessie se fait à l'aide de l'appareil aspirateur de Dieulafoy ou de Potain, dont l'aiguille aura été au préalable stérilisée.

II. Soins préliminaires. — Laver, raser, puis aseptiser la région du pubis, où doit se faire la ponction.

III. Technique. — Tenir l'aiguille à 4 ou 7 centimètres de la pointe et enfoncer hardiment au-dessus du pubis, en se dirigeant au-dessous du promontoire.

Avant de retirer l'aiguille, avoir soin de laisser

pénétrer un peu d'air dans l'appareil et d'injecter dans la lumière du tube une petite quantité de liquide aseptique. On évitera ainsi que l'urine ne soit introduite dans le tissu cellulaire prévésical, ce qui d'ailleurs est sans inconvénient, lorsque l'urine est aseptique, mais peut déterminer des phlegmons prévésicaux, lorsqu'elle ne l'est pas.

L'opération ainsi pratiquée n'offre aucun danger et peut être répétée à plusieurs reprises.

IV. Indications. — La ponction de la vessie est indiquée, en cas de rétention d'urine, lorsque les premiers essais de cathétérisme sont douloureux et infructueux (1).

PROSTATISME.

Félix Guyon.

Première période. — Traitement hygiénique et médical.

I. Traitement hygiénique. — 1° Éviter toutes les causes de refroidissement, les changements brusques de température et par-dessus tout les courants d'air.

2° Régime sévère : alimentation réparatrice.

Pas de dîners longs et copieux, pas d'alcools. Interdire les épices, les salaisons, les viandes faisandées, les crustacés et le poisson de mer. Pas d'asperge.

User modérément de café, vin pur, condiments.

3° Indiquer au malade les dangers auxquels il s'expose par la retenue volontaire et prolongée de l'urine.

4° Les excès vénériens sont également nuisibles.

5° Éviter le repos prolongé, la nuit ; les habitudes sédentaires, le jour.

(1) Voy. *Rétention d'urine*, p. 174.

6° Combattre la constipation, mais défendre rigoureusement l'usage des purgatifs drastiques, en particulier l'aloès. Lavements froids.

7° Stimuler les fonctions de la peau par des frictions sèches et les massages. Bains alcalins ou sulfureux.

II. Traitement médical. — L'usage de l'iodure de potassium, à la dose de 0gr,50 à 1 gramme par jour, pendant quinze jours ou trois semaines tous les mois, continué pendant des mois et même des années, rend de réels services.

Contre la fréquence de la miction, la privation du sommeil, employer la médication calmante par les préparations à la belladone, à la jusquiame ou à la valériane.

Deuxième période. — Dès qu'apparaissent les phénomènes de rétention, il faut pratiquer le cathétérisme, formellement indiqué toutes les fois que l'évacuation commence à être incomplète.

S'il y avait rétention aiguë, employer d'abord de préférence un traitement antiphlogistique et calmant (bains, cataplasmes, lavements laudanisés, opiacés, repos au lit) et recourir au cathétérisme seulement si la situation se prolonge ou s'aggrave.

Au besoin, pratiquer une ponction suspubienne.

L'évacuation régulière, assurée par le cathétérisme, peut seule rendre à la vessie la contractilité perdue, ou tout au moins mettre à l'abri des accidents occasionnés par une rétention habituelle.

Troisième période. — Le traitement de cette troisième période est encore dans le cathétérisme répété. Mais ici ce cathétérisme est entouré de dangers et peut être dans certains cas le point de départ d'accidents inflammatoires graves.

L'évacuation devra être conduite lentement, progressivement et avec une rigoureuse asepsie.

I. **Traitement radical.** — Incision ou excision de l'obstacle prostatique, soit par l'urètre, soit par la taille hypogastrique.

Les indications chirurgicales sont rares et les règles indiquées précédemment sont le plus souvent seules permises et peuvent donner d'excellents résultats.

II. **Traitement des complications au cours des différentes périodes.** — 1° *Cystite au cours de la première période.* — Balsamiques, cataplasmes sur le ventre.

Grands bains. — Lavages de la vessie à l'eau boriquée.

2° *Néphrites.* — Diurétiques, boissons chaudes et stimulantes.

Frictions sèches et aromatiques.

Salicylate de soude, borate de soude, jaborandi, pilocarpine.

3° *Hématurie.* — Si l'hématurie est due à une fausse route : sonde à demeure.

Si l'hématurie est d'origine *ex vacuo* : vider moins complètement et plus lentement la vessie.

Il faudra, dans certains cas d'hématuries abondantes, vider la vessie de ses caillots par l'aspiration.

PROSTATITE.

Félix Guyon.

Prostatite aiguë. — I. **Régime.** — Repos au lit; diète ou alimentation légère; boissons émollientes; grands bains prolongés.

II. **Traitement de la période inflammatoire.** — Traitement antiphlogistique :

Les émissions sanguines sont utiles et ont été trop délaissées; elles constituent le seul moyen abortif efficace et démontré : application de sangsues au périnée.

Contre la douleur, on emploiera les suppositoires à l'extrait thébaïque, à l'extrait de belladone, mais surtout les pommades calmantes, les grands bains et les injections hypodermiques de chlorhydrate de morphine, d'un emploi plus facile.

La constipation, qui entretient ou augmente les douleurs, sera combattue à l'aide de purgatifs légers (huile de ricin de préférence).

En cas de rétention, on devra vider la vessie par les moyens ordinaires, en se servant de sonde en gomme élastique plutôt que de sonde métallique. Au besoin, on pourra recourir à la ponction de la vessie, si le cathétérisme était rendu difficile par l'obstacle prostatique.

III. TRAITEMENT DE LA PÉRIODE SUPPURATIVE. — Dès qu'apparaît la suppuration, il faut inciser sans attendre qu'il y ait fluctuation complète.

Trois méthodes sont en présence, au point de vue de l'intervention chirurgicale, qui, avant tout, doit être précoce.

Ouverture urétrale. — Elle sera réservée exceptionnellement pour les cas où l'abcès a tendance à s'ouvrir par l'urètre.

A l'aide de l'index introduit dans le rectum, on fait saillir la prostate du côté de l'urètre, tandis que de l'autre main on fait le cathétérisme du canal : lorsque la sonde arrive au niveau de la prostate, elle est arrêtée par l'obstacle et il suffit alors d'une simple pression pour rompre la paroi de l'abcès.

La sonde conique de Velpeau, aussi bien que toute autre manœuvre intra-urétrale, doivent être rejetées.

Incision par le rectum. — Placer le malade en travers du lit, deux aides maintenant les jambes écartées.

Le chirurgien se tiendra entre les cuisses et à

l'aide du doigt, enduit de vaseline, il reconnaîtra le point fluctuant de la prostate, tandis que de la main droite il tient un bistouri droit qu'il fait glisser à plat sur l'index gauche introduit dans le rectum, puis poussant la pointe dans la poche fluctuante il fait une large incision.

Le point important est de bien s'assurer de la position des artères rectales, dont la blessure peut donner lieu à de graves hémorragies. Dans l'état inflammatoire de la région, on sent assez facilement ces artères qui donnent la *sensation du pouls rectal*. On devra donc s'assurer qu'au point où l'on va inciser, il n'existe aucun battement, aucune pulsation artérielle.

Incision par le périnée. — Cette incision, qui doit être large et donner librement issue au pus, est une véritable opération.

Les ponctions simples sont toujours inutiles et souvent dangereuses.

III. Soins consécutifs. — En général la cicatrisation est facile et rapide. Remédier à sa lenteur, s'il y a lieu, par des injections irritantes.

Lorsque l'ouverture s'est faite par l'urètre, on pourra remédier aux accidents fréquents de rétention par l'établissement d'une sonde à demeure.

Si la suppuration continue, ainsi que les accidents fébriles, on devra penser que l'écoulement du pus est insuffisant et il faudra alors élargir, sans crainte, le trajet rectal ou périnéal.

Prostatite chronique. — I. Traitement local. — Lavements frais ou chauds.

Suppositoires avec 20 centigrammes d'onguent mercuriel ou d'iodure de potassium ou d'iodoforme.

Instillations de nitrate d'argent dans la région profonde de l'urètre. (Solutions de nitrate à 2, 3, 4 et même 5 p. 100.)

II. Traitement général. — 1° *Chez les anémiques.* — Ferrugineux, amers et traitement général de l'anémie.

2° *Chez les nerveux.* — Hydrothérapie; grand air, vie régulière, séjour à la campagne.

Traitement moral.

Bouilly.

Prostatite aiguë. — Intervenir dès le début s'il est possible.

L'incision, faite aussitôt que l'abcès est reconnu, est le seul moyen de prévenir les grandes suppurations et les fistules rebelles.

A l'incision par le rectum, préférer l'incision précoce par le périnée, qui permet une désinfection plus complète et une action plus sûre. Faire une incision transversale, comme dans le premier temps de la taille périnéale. Surveiller la cicatrisation, la région prédisposant à la formation de clapiers et de fistules.

P. Segond.

Prostatite aiguë. — I. Traitement de la période de début. — Traitement antiphlogistique énergique : Repos au lit, diète, ou, suivant les cas, alimentation légère. Boissons émollientes.

Émissions sanguines locales : sangsues au périnée au nombre de vingt ou trente.

Bains de siège tièdes.

Combattre la douleur au moyen de larges cataplasmes, de grands bains et d'injections sous-cutanées de morphine.

Contre la rétention d'urine, avoir recours au cathétérisme fait avec douceur.

II. Traitement de la période suppurative. — L'intervention chirurgicale peut se faire de trois manières :

1° *Ouverture urétrale.* — Ce n'est qu'exceptionnellement qu'on est volontairement conduit à employer ce procédé.

Le procédé opératoire est alors le suivant : Tandis que d'une main on pratique le cathétérisme, de l'autre, on introduit le doigt dans le rectum de façon à faire saillir l'abcès du côté de l'urètre, et la simple pression de la sonde suffit à donner issue au pus.

2° *Incision périnéale.* — Elle demande à être exécutée hardiment et fournit toutes les conditions nécessaires à la libre évacuation du pus.

Mêmes règles opératoires que pour la taille prérectale.

3° *Incision par le rectum.* — Placer le malade en travers de son lit, les jambes tenues par deux aides ;

Introduire l'index gauche, enduit de vaseline jusqu'à ce qu'on touche le point fluctuant de la prostate.

Puis, de la main droite, saisir un bistouri droit, dont la pointe sera entourée d'une boule de cire et limitée par une petite bande de diachylon. L'instrument glisse à plat sur l'index gauche et, arrivé sur la poche purulente, on incise largement en abaissant le manche de l'instrument et en relevant la pointe dirigée par la pulpe du doigt.

Afin d'éviter l'hémorragie consécutive, il faut avoir soin de s'assurer qu'aucune artère ne bat là où va porter le tranchant.

Il est difficile de donner une règle générale pour le choix d'une de ces trois méthodes de préférence aux autres.

L'incision périnéale, évidemment plus avantageuse, ne saurait être toujours recommandée.

D'une manière générale l'intervention ne peut être justifiée que si l'on a la certitude qu'il existe du pus.

Pour cela, le malade sera surveillé avec soin et l'on se basera surtout sur son état général, sur l'acuité des douleurs, ou sur l'apparition de petits frissons et sur l'intensité de la fièvre. On ne doit pas attendre qu'il y ait fluctuation vraie.

III. Traitement consécutif. — Régime fortifiant. Assurer le libre écoulement du pus par les injections détersives et désinfectantes. Irrigations rectales.

IV. Traitement des complications. — Lorsque à la suite de l'abcès, il reste une fistule urétro-rectale ou urétro-périnéale, les deux indications formelles sont :

1° Empêcher l'urine d'arriver dans le foyer ;

2° Modifier les parois et favoriser la cicatrisation.

Pour le premier point, on aura recours au cathétérisme (sonde à demeure ou cathétérisme intermittent).

Pour le second, on emploiera les injections irritantes, les injections de teinture d'iode, ou de nitrate d'argent au 50°, les incisions et la cautérisation par le feu pour les fistules périnéales ; la cautérisation ignée a été recommandée par H. Thompson dans le traitement des fistules urétro-rectales.

PYÉLITE.

S. Jaccoud.

Pyélite aiguë. — Même traitement que pour la néphrite interstitielle aiguë.

Pyélite chronique. — I. Traitement. — Combattre la lithiase par le traitement approprié.

Balsamiques (goudron, térébenthine).

Eaux alcalines (Carlsbad, Ems, Vichy).

II. Régime. — Bonne alimentation.

Le lait et l'hydrothérapie sont encore ici, les meilleurs moyens thérapeutiques.

Albert Robin.

Pyélite primitive aiguë. — Deux indications : 1° *Diminuer l'inflammation du bassinet.* — On y parvient pas les émissions sanguines et la révulsion intestinale.

Les émissions sanguines doivent être faites au triangle de J.-L. Petit, en raison des anastomoses qui unissent à ce niveau les veines de la capsule du rein aux veines de la paroi lombaire. Les sangsues sont préférables aux ventouses scarifiées.

En agissant sur l'intestin, on décongestionne toujours les reins. Éviter les purgatifs salins et donner la préférence aux drastiques : scammonée associée au calomel ; deux ou trois pilules contenant chacune :

    Scammonée.................. 25 centigrammes.
    Calomel..................... 5   —

2° *Rendre l'urine aussi limpide et aussi aqueuse que possible.* — Prescrire le régime lacté absolu, et de préférence l'usage du lait écrémé.

Il faut accroître la résistance des tissus aux ptomaïnes, en administrant les toniques et, de plus, favoriser les oxydations.

Deux médicaments répondent à ce but, l'alcool et le sulfate de quinine. Il faut les administrer à doses faibles et fractionnées (sulfate de quinine, 25 à 50 centigrammes par jour en deux paquets ; alcool, 30 à 60 grammes).

Il est probable que la pyélite primitive est une affection microbienne.

Le calomel, donné comme révulsif sur l'intestin, fait déjà passer dans l'organisme une certaine quantité de mercure qui agit comme antiseptique.

La naphtaline est à éviter ; elle est irritante pour les voies urinaires, provoque des douleurs lombaires, des ardeurs urétrales, du ténesme et les urines prennent, à la suite de son emploi, une coloration brunâtre, due à des produits de décomposition divers.

Pyélite chronique. — Avant d'admettre une guérison définitive, s'assurer, par l'examen microscopique des urines, qu'il ne reste plus de globules du pus ; on doit aussi surveiller attentivement les urines, car la disparition du pus peut être momentanée. Il faut reprendre le traitement aussi longtemps et aussi souvent que le pus reparaît.

I. Régime. — Rendre le plus actives possible les fonctions de la peau.

Repos au lit.

Frictions énergiques avec un liniment excitant. Exercice modéré.

Éviter les refroidissements, qui provoquent des congestions rénales, ainsi que l'attestent les paroxysmes *a frigore* de l'hémoglobinurie : porter, en conséquence, des vêtements chauds, flanelle, etc.

II. Traitement. — 1° *Rendre l'urine limpide.* — Régime lacté absolu, aussi longtemps qu'il sera nécessaire.

Interdiction rigoureuse des viandes marinées, faisandées, du gibier, de la charcuterie. Accorder la préférence aux viandes blanches. Éviter les aliments qui donnent des principes irritants pour le rein.

Il est très dangereux de rendre les urines alcalines ; on doit donc être fort réservé dans la prescription des légumes et des fruits.

2° *Rendre l'urine aseptique à l'aide de balsamiques.* — Ces corps ont une action antiseptique et exercent une action topique très favorable sur les muqueuses. On choisira le benzoate de soude que l'on administrera sous l'une des formes suivantes :

a. En pilules et associé à la thériaque, quand il est mal supporté par les voies digestives.

b. En potion. Par exemple :

```
Benzoate de soude...............   4 grammes.
Eau de tilleul..................  120    —
Sirop de framboise..............   Q. S.
```

Il est des cas où l'estomac ne tolère pas le benzoate de soude. On a cherché à lui substituer certains succédanés, tels que le salicylate de soude et les balsamiques en nature : baume de copahu, de Tolu, de Canada, térébenthine, styrax, eucalyptol. On ne retire de bénéfice de ces médicaments qu'en les employant longtemps à faibles doses. Pris à dose massive, ils deviennent irritants et sont capables d'engendrer eux-mêmes des pyélites.

Un médicament pourra encore être utile après épuisement de l'action du benzoate de soude : c'est l'huile de Haarlem. Ce remède secret, fabriqué en Hollande, semble être fait avec des baies de génévrier et de laurier.

Cette huile est difficilement tolérée. Sous forme de capsules, elle provoque du pyrosis, des crampes d'estomac. Elle a, d'autre part, un goût trop désagréable pour être prise en infusion. On peut employer le mode d'administration suivant :

```
Baume de Canada................  10 cuillerées.
Huile de Haarlem...............  50 gouttes.
```

Mélanger et agiter jusqu'à émulsion ; sucrer avec deux cuillerées de cette émulsion une infusion de reine des prés que l'on donne comme tisane, en vingt-quatre heures.

Le salol ne doit être employé qu'à dose modérée (jamais plus de 2 grammes par jour), car il se dédouble dans l'économie en acide salicylique, et ce dernier est très irritant.

L'acide borique et le borate de soude sont d'excellents antiseptiques, mais ils fatiguent l'estomac.

3° *Agir sur le bassinet.* — On aura recours aux astringents, tels que l'acide gallique, le tannin, l'alun, l'acétate de plomb. Ces derniers médicaments ne doivent intervenir qu'aux périodes ultimes, au moment où les autres ont épuisé leur action. On peut les associer aux toniques sous la forme suivante :

```
Iode.......................  6 centigrammes.
Acide gallique............. 20     —
```

Par cuillerées à bouche.

4° *Faire de la révulsion.* — Elle est très utile, soit sous forme de badigeonnages iodés, soit sous celle de pointes de feu.

Quand il se produit des hémorragies, liées à la présence de calculs dans les bassinets, il faudra les combattre par le régime lacté et le benzoate de soude, associé au tannin et à l'ergotine.

Contre les phénomènes douloureux, on emploiera l'opium et la belladone.

III. TRAITEMENT HYDROMINÉRAL. — Dans le traitement hydrothérapique, éviter toutes les eaux riches en matériaux salins ; telles que Vichy.

Les eaux spécialement indiquées sont les eaux sulfureuses, c'est-à-dire partiellement oxydées, légèrement hyposulfitées ; telles que les eaux d'Olette, de Molitg, de la Preste. Comme ces eaux sont parfois un peu irritantes, les réserver pour la dernière période, dans les cas où l'affection traîne en longueur.

Quand il y a tendance spontanée à l'irritation, il faut s'adresser à des eaux de pur lavage : Amphion, Evian.

Si l'irritabilité n'est pas très grande, on peut indiquer Vittel, Contrexéville.

Enfin, dans certaines pyélites, les voies digestives sont très susceptibles, on doit envoyer les malades à Pougues.

PYÉLO-NÉPHRITE.

Le Dentu.

Pyélonéphrites simples. — 1° *Pyélonéphrite aiguë.* — Supprimer la cause irritante (cantharide, abus de balsamiques).

Boissons émollientes abondantes ; bains, cataplasmes, repos.

2° *Pyélonéphrite primitive à tendance suppurative.* — Antiphlogistiques (émissions sanguines locales). Révulsifs (ventouses sèches et scarifiées). Grands bains prolongés ; proscrire les vésicatoires.

3° *Pyélonéphrite traumatique.* — Traitement particulier des traumatismes du rein.

Pyélonéphrites chroniques. — I. TRAITEMENT. — 1° *Pyélonéphrite à marche lente, insidieuse.* — Balsamiques, boissons diurétiques, sels de lithine, benzoate de soude.

2° *Pyélonéphrite infectieuse.* — Toniques (quinquina ; sels de quinine à la dose de 50 cent. par jour).

Ventouses sèches et pointes de feu.

Antisepsie urinaire au moyen de médicaments internes : borax et acide borique.

3° *Pyélonéphrite calculeuse.* — Traitement de la lithiase. Eaux d'Evian, de préférence à celles de Contrexéville, parfois trop énergiques.

Les médications thermales et sulfureuses doivent plutôt être considérées comme dangereuses. Il en est de même de l'hydrothérapie.

II. Hygiène. — Défendre tous les exercices violents.

Surveiller l'alimentation, conseiller un régime doux et réparateur; proscrire les viandes noires, les légumes chargés de sels ou d'acide oxalique (tomates, oscille, haricots verts), les asperges considérées à tort comme diurétiques.

H. Rendu.

Pyélonéphrite d'origine blennorragique. — I. Régime. — Régime lacté mixte; viandes, poisson, légumes verts.

Éviter les boissons excitantes, susceptibles d'irriter le rein (café, thé, alcool, bière), certains légumes qui passent pour diurétiques et peuvent en réalité congestionner le rein, tels que les asperges.

Assurer le bon fonctionnement de la peau, à l'aide de frictions, de bains chauds excitants (bains de Barèges, bains au sel de Pennès), massages, douches chaudes.

II. Traitement. — Toniques à l'intérieur : tartrate de fer; eaux minérales.

Antisepsie urinaire, au moyen de l'acide borique (50 centigrammes à 1 gramme, par jour), de la résorcine (20 à 25 centigrammes par jour).

Les balsamiques, la térébenthine, la créosote semblent contre-indiqués.

Tuffier.

I. Régime. — Régime hygiénique; lait, boissons diurétiques, eaux de Contrexéville ou d'Évian.

II. Traitement médical. — Combattre la congestion

rénale par la révulsion lombaire (ventouses, sina-pismes).

Les médicaments conseillés pour obtenir l'asepsie urinaire n'ont donné que des résultats incomplets.

III. TRAITEMENT CHIRURGICAL. — La *ponction* est simplement palliative et ordinairement insuffisante.

La *néphrotomie* par voie lombaire est la méthode de choix. Elle est moins grave que la néphrectomie, mais il reste malheureusement trop fréquemment une fistule urinaire.

La *néphrectomie* donne un résultat plus rapide et plus complet, mais la mortalité de cette opération est très élevée.

IV. TRAITEMENT PRÉVENTIF. — Combattre les inflammations de la vessie.

Inciser les rétrécissements de l'urètre.

Combattre la rétention d'urine des prostatiques par un cathétérisme régulier.

PYONÉPHROSES.

Félix Guyon.

Dans le traitement des pyonéphroses, la *néphrectomie* donne une mortalité considérable ; la *néphrotomie* donne des résultats très favorables, mais elle laisse fréquemment à sa suite une fistule urinaire ou purulente.

Modifier le manuel opératoire adopté par les chirurgiens, en cherchant surtout à éviter l'inoculation par les produits septiques de l'atmosphère cellulo-graisseuse.

Pour cela, il faut attirer le rein, facilement mobilisable, au moyen de fils suspenseurs, vers l'ouverture de la fistule, et fixer par une série de points de suture le tissu même du rein aux lèvres de la plaie cutanée. Cette fistulisation systématique vaut mieux que la suppuration de l'atmosphère cellulo-adipeuse.

Le rein étant solidement fixé à la plaie cutanée, celle-ci est réunie à ses parties inférieure et supérieure par des sutures profondes en catgut, musculaires et aponévrotiques, et par des sutures superficielles au crin de Florence.

Ultérieurement, lorsque la fistule persiste, la conduite à tenir diffère, suivant qu'il s'écoule par la fistule de l'urine ou du pus.

1° Si la fistule est urinaire, et persiste seule après que toute trace de suppuration a disparu, on doit faire l'extirpation du trajet fistuleux et tenter la réunion du rein. Il faut cependant que la perméabilité de l'uretère ait été antérieurement constatée; sans cela, il n'y aurait qu'à faire la néphrectomie secondaire, si l'état de l'autre rein le permet.

2° Si la fistule est purulente, si les foyers périnéphrétiques sont peu étendus, on peut tenter leur extirpation; mais s'il existe de vastes décollements iliaques et sous-costaux, une large incision de ces foyers et le tamponnement avec des bandelettes de gaze iodoformée sera le meilleur mode de traitement.

Le Dentu.

I. TRAITEMENT CHIRURGICAL. — L'intervention chirurgicale s'impose. Elle peut être pratiquée de trois manières.

1° *Ponction évacuatrice répétée.* — Elle ne donne que des résultats incertains et l'on ne peut guère compter sur elle que comme un moyen de diagnostic à titre de ponction exploratrice.

2° *Néphrotomie.* — Elle constitue la méthode de choix, étant plus facile comme exécution et moins grave comme conséquences que la néphrectomie.

3° *Néphrectomie.* — Elle sera préférée dans les cas où le rein est transformé en une poche purulente, dont les parois ne renferment plus que des traces de tissu parenchymateux.

REIN FLOTTANT.

Félix Guyon.

Lorsque les douleurs sont trop considérables, il faut remédier à la *néphroptose* par la *néphrorraphie*.

On doit, dans cette opération, observer les quatre règles principales suivantes :

1° Passer les fils dans la substance même du rein à un bon centimètre du bord convexe. Ces fils sont en anse double, avec du catgut, n° 2. On limitera l'anse du fil traversant le rein, au moyen de deux nœuds, formés l'un au contact du tissu rénal, l'autre au contact de la capsule. Passer les deux chefs de l'anse tout près l'un de l'autre, en deux points différents de la capsule.

2° Outre les fils transversaux, placer des fils verticaux, reliant le rein à la douzième côte, afin de limiter le mouvement vertical.

3° Suture à deux étages : l'un profond au catgut, l'autre superficiel au crin. Quelques-uns des crins superficiels doivent passer dans l'étage profond afin d'assurer une solidité complète. Réunion par première intention.

4° Maintenir le malade, pendant trois semaines au moins, dans le décubitus dorsal absolu.

L'avivement du tissu rénal est une complication inutile.

Le Dentu.

I. TRAITEMENT MÉDICAL. — Les bandages conviennent dans tous les cas.

S'il y avait des douleurs névralgiques et des crises paroxystiques, on aurait recours à un traitement médical calmant approprié.

De même, une médication antiphlogistique et émolliente sera mise en usage contre les phénomènes inflammatoires.

II. TRAITEMENT CHIRURGICAL. — Au cas où la douleur serait trop forte, rendrait la vie insupportable et compromettrait la santé, il faudrait songer à une intervention chirurgicale.

La *néphrorraphie* est préférable à la néphrectomie.

Toutefois, au cas où la néphrorraphie aurait échoué, la *néphrectomie extra-péritonéale* sera la méthode de choix.

La voie transpéritonéale ne serait justifiée que par la longueur exagérée du pédicule ou bien dans le cas où le rein serait retenu très bas dans l'abdomen par des adhérences d'ancienne péritonite circonscrite.

Dans les cas où quelque autre complication vient s'ajouter à l'ectopie, la néphrectomie d'emblée, et de préférence la néphrectomie transpéritonéale, sera la méthode à suivre.

Jaccoud.

I. TRAITEMENT PALLIATIF. — Faire porter au malade une ceinture élastique avec ou sans pelote, ou tout autre bandage destiné à maintenir le rein dans la position normale, une fois qu'il a été réduit.

Combattre la douleur par des cataplasmes arrosés de laudanum, des fomentations émollientes, des émissions sanguines sous forme de ventouses, des injections sous-cutanées de chlorhydrate de morphine, les bains et le repos au lit.

Régulariser les fonctions digestives ; prescrire les laxatifs doux.

II. Traitement chirurgical. — Il est le plus souvent impraticable ou dangereux.

Péan.

I. Traitement prophylactique. — En présence d'un rein, qui, au moment de chaque époque menstruelle, a tendance à se déplacer, il faut conseiller aux malades le repos dans la position horizontale et recommander le port d'une ceinture faite de façon à fixer et maintenir ce rein dans la position convenable.

On peut pour cela se servir de pelotes convexes et concaves s'appliquant exactement sur la région rénale.

II. Traitement des accidents aigus. — Refouler doucement le rein dans sa position normale, de haut en bas et de dehors en dedans, et conseiller le repos au lit.

En présence d'accidents à forme paroxystique, recourir aux saignées locales, aux fomentations chaudes, et assurer la régularité des fonctions intestinales.

Lancereaux.

Remédier aux troubles menstruels, à la chloro-anémie, aux affections de l'utérus et des ovaires, facteurs probables de la maladie.

I. Traitement palliatif. — Port d'un bandage contentif spécial. La ceinture hypogastrique est préférable à toute autre chose.

II. Traitement de l'état général. — 1° *Contre la douleur* : injections de chlorhydrate de morphine.

2° *Contre l'état nerveux* : bromure de potassium, à la dose de 2 ou 3 grammes. Hydrothérapie réglée et méthodique.

3° *Contre la dyspepsie :* régime approprié ; proscrire les acides.

III. TRAITEMENT CHIRURGICAL. — Le traitement chirurgical ne trouve que rarement son indication formelle.

Les douleurs réapparaissent à la suite de l'opération et l'on risque de compromettre les jours de la malade.

Paul Segond.

On substitue aujourd'hui à la néphrectomie la *néphrorraphie,* c'est-à-dire la fixation du rein ; cette opération a produit d'excellents résultats, surtout en cas de douleurs vives.

En cas de non-altération du rein, la néphrorraphie est l'opération de choix.

Les nouvelles adhérences, contractées par le rein dans la situation qui lui est donnée, semblent fortes et font disparaître des souffrances, souvent intolérables.

Pour donner de bons résultats, les sutures doivent empiéter sur le parenchyme rénal, ce qui n'amène aucun trouble des urines.

Une condition de succès est de suspendre le rein, remis en situation, à la dernière côte et d'employer des fils résorbables.

Il suffit de bien mettre à nu la surface à fixer, sans l'aviver, ni procéder à une décortication du rein.

Terrillon.

I. TRAITEMENT PALLIATIF. — Le port régulier et continuel de la ceinture abdominale n'offre souvent qu'une faible ressource.

II. TRAITEMENT CHIRURGICAL. — 1° *Néphrectomie.* — Opération radicale, elle est réservée aux cas graves ou lorsque le rein ectopié est en même temps atteint de lésions graves (sarcome, pyélonéphrite suppurée, calculeuse ou tuberculeuse).

2° *Néphrorraphie ou néphropexie.* — Elle consiste à aborder la région rénale par la voie lombaire et à fixer le bord convexe et la face postérieure du rein aux bords de la plaie par quelques points de suture; elle constitue l'opération de choix.

La néphrorraphie ne doit être pratiquée que si le rein est reconnu sain et réductible. L'examen chimique et microscopique des urines, l'observation clinique attentive du malade, la marche de la température indiqueront l'état de santé du rein.

Au moyen de la palpation abdominale, on pourra voir si le rein est réductible, s'il peut retourner dans sa loge.

Manuel opératoire. — Décubitus latéral sur le côté sain.

Précautions antiseptiques habituelles. Incision de 7 à 8 centimètres, partant de la dernière côte aboutissant à la crête iliaque, le long du bord externe des muscles de la masse sacro-lombaire. Incision des parties molles, jusqu'au niveau de l'aponévrose profonde transverse y compris.

Le rein étant reconnu au travers de l'incision, on le palpe et, à l'aide de l'aiguille à acupuncture, on cherche à reconnaître la présence des calculs.

S'il y a lieu, on fera la néphrotomie ou même si l'organe était malade on substituerait à la néphropexie l'opération radicale, la néphrectomie.

L'état du rein ectopié étant reconnu, reste à le fixer aux lèvres de la plaie lombaire. Pour obtenir une fixation solide, il ne faut pas se contenter de suturer la capsule graisseuse de l'organe à l'aponévrose lombaire, mais l'anse du fil doit prendre une partie de la substance propre du parenchyme rénal.

Tuffier.

I. Traitement palliatif. — On doit d'abord conseiller le bandage.

II. Traitement chirurgical. — 1° *Néphrorraphie.* — Si le bandage était mal supporté, en rechercher la cause et, s'il y a lieu, pratiquer la néphrorraphie.

On peut, s'il est nécessaire, pratiquer la néphrorraphie des deux reins, si le déplacement est bilatéral.

L'apparition d'un commencement d'hydronéphrose dans un rein mobile est une indication formelle d'avoir recours à la néphrorraphie.

2° *Néphrectomie.* — En cas d'insuccès, pratiquer la néphrectomie, après avoir à nouveau essayé le traitement médical.

Legendre.

I. Prophylaxie. — Il faudrait recommander aux mères dont les filles présentent, dès l'enfance, parmi les autres attributs de l'arthritisme et du nervosisme, de l'atonie gastro-intestinale, de ne leur permettre que l'usage intermittent de corsets spéciaux, dépourvus de toute armature rigide et parfaitement élastiques.

Quand on donne des soins à une jeune femme dyspeptique, neurasthénique, surtout si elle s'amaigrit, surtout quand elle relève de couches ou d'une opération chirurgicale faite sur l'abdomen, il faut l'engager à combattre l'influence fâcheuse du corset par l'usage habituel d'une *sangle abdominale*, entièrement élastique, exerçant une pression concentrique capable de suppléer à l'insuffisance de tonicité des parois. Il faut pour cela qu'elle soit *exactement adaptée*, ce qui est rare.

II. Traitement palliatif. — Cette ceinture sera aussi le meilleur palliatif, quand la néphroptose sera réalisée.

III. Régime. — On insistera sur l'utilité d'un *régime propre à prévenir le météorisme.*

IV. Traitement médical. — Usage périodique de la strychnine.

RÉSECTION DE L'URÈTRE PÉRINÉAL.

Félix Guyon.

Contrairement aux préférences de la plupart des chirurgiens, je pense que la résection partielle de l'urètre est préférable à la résection totale.

Lorsque l'urètre est sectionné complètement, les deux bouts se rétractent, s'écartent largement, en sorte qu'on doit restaurer une portion bien plus considérable du canal que quand on a conservé une lanière de la paroi supérieure, s'opposant à un trop grand écartement.

La réunion de l'urètre par une suture n'est pas indispensable et le bourgeonnement peut, dans bien des cas, donner une restauration suffisante. On peut la conseiller, lorsqu'elle est possible dans de bonnes conditions.

La résection se fera avec ou sans conducteur. Les parties molles à enlever seront entourées par une double incision, puis disséquées à petits coups, ou bien excisées, après incision cruciale des parties malades.

La suture de l'urètre sera transversale à un seul plan et ne comprendra pas la muqueuse.

La suture du périnée sera longitudinale et à trois étages.

Avant de commencer la suture, on établira une sonde à demeure, qu'il suffit de laisser en place de deux à quatre jours.

10.

Albarran.

La résection de l'urètre pour les rétrécissements blennorragiques, accompagnés de fistule ou de tumeur périnéale, paraît plus sûre que l'extirpation des fistules et des tumeurs accompagnée de l'urétrotomie externe.

La gravité est nulle.

Le procédé opératoire varie suivant les cas.

Il faut extirper largement les parties malades, mais néanmoins, dans la plupart des cas, on pourra se contenter d'une résection partielle, permettant de conserver un lambeau de la paroi supérieure, de préférence à la résection totale circonférencielle.

RÉTENTION D'URINE.

Félix Guyon.

Rétention incomplète. — Il est des malades qui se sondent ou sont sondés dans des conditions qui permettent l'inoculation, sans qu'il en résulte aucun accident; chez d'autres, l'infection de l'appareil urinaire est la conséquence presque immédiate d'un cathétérisme pratiqué sans précautions antiseptiques.

La forme de rétention d'urine incomplète avec distension fournit ces conditions de réceptivité. Les malades, quoique ayant la vessie distendue à l'extrême, rendent une quantité exagérée d'urine; leur nutrition se trouble profondément; ils offrent l'aspect que déterminent les lésions organiques.

Dans ces cas, l'évolution morbide s'accomplit à l'état aseptique. Malgré la gravité, la complexité des lésions, la longue durée, les urines sont limpides et ne contiennent aucun micro-organisme; le malade est apyrétique.

Mais que le cathétérisme soit fait sans les précautions qui empêchent l'introduction des germes, la suppuration s'établit, s'étend rapidement à tout l'arbre urinaire, la vie est menacée. Il y a stase de l'urine dans la vessie, qui se débarrasse seulement de son trop-plein, stase dans les uretères, dont l'irrigation continue de l'état normal est arrêtée par l'énorme distension de la vessie, stase dans les réservoirs et jusque dans les canalicules excréteurs du rein, envahis, eux aussi, par la dilatation pathologique de tout l'appareil. Tout est donc prêt pour que la multiplication de l'agent infectieux s'accomplisse; tout en assure la propagation aux uretères et aux reins.

Rétention aiguë complète. — L'urgente nécessité de l'intervention modifie les conditions de réceptivité.

La rétention des rétrécis ne saurait être comparée à celle des prostatiques. Les premiers sont des sujets jeunes, à vessie fortement musclée; chez les seconds, plus ou moins âgés, toujours athéromateux, les tissus sont sous le coup de troubles de la nutrition.

Chez les uns et chez les autres, cependant, à moins de lésions surajoutées, de traumatismes par exemple, l'infection, lorsqu'elle se produit, se localise d'abord à la vessie.

Chez les rétrécis, il est rare qu'elle soit durable; l'état ammoniacal le plus prononcé, les accidents fébriles graves disparaissent, par le fait du rétablissement du cours des urines.

Chez les prostatiques, l'inoculation persiste habituellement, mais elle ne s'étend que plus ou moins tardivement aux uretères et aux reins; l'antisepsie locale met l'appareil urinaire à l'abri de l'infection.

Dieulafoy.

TRAITEMENT PAR L'ASPIRATION. — L'aspiration est une opération facile, n'exigeant ni habileté ni connaissances spéciales, d'une innocuité absolue.

Il en résulte qu'elle se trouve indiquée dans le traitement de la rétention d'urine, dès que le cathétérisme se trouve avoir échoué une ou deux fois.

On évite ainsi au malade de plus longues souffrances, le danger de créer des fausses routes et enfin les accès de fièvre.

Technique. — Le lieu d'élection est celui de la ponction sus-pubienne, un ou deux centimètres au-dessus du pubis sur la ligne médiane.

1° S'assurer si l'aiguille est bien perméable, et prendre de préférence la longue aiguille n° 1.

2° Le vide étant fait dans l'aspirateur, on introduit l'aiguille par un coup sec sur le point indiqué.

3° Pousser l'aiguille avec lenteur, jusqu'à ce qu'elle pénètre dans la vessie.

4° Ne pas presser sur le ventre du malade.

5° Une fois la vessie vidée, retirer brusquement l'aiguille et ne pas s'inquiéter de la piqûre vésicale.

6° L'opération peut être répétée tous les jours et pendant longtemps, sans aucun inconvénient pour le malade.

A. Desprès.

Rétention d'urine due à l'hypertrophie prostatique. — I. TRAITEMENT DE LA RÉTENTION. — Le traitement comprend deux indications :

1° Vaincre la rétention d'urine ;

2° Rétablir la fonction de la miction.

1° *Vaincre la rétention d'urine.* — On aura recours au cathétérisme, fait à l'aide d'une sonde molle rendue rigide par un mandrin, ou bien à l'aide d'une sonde métallique creuse, d'une seule pièce.

2° *Rétablir la fonction de la miction.* — Lorsque la sonde a été passée, laisser couler l'urine tranquillement, sans presser sur la vessie pour la forcer à se vider.

II. TRAITEMENT DE LA CAUSE. — Quand les malades ont uriné, on doit songer à traiter la cause de la rétention.

Pour cela, le meilleur moyen est de laisser à demeure une sonde en gomme, fixée par les procédés ordinaires et bouchée avec un fausset; toutes les quatre heures, on fera uriner le malade, en retirant le fausset.

A partir du troisième jour, renouveler la sonde tous les deux jours, afin d'éviter les incrustations, et maintenir la sonde pendant une huitaine de jours, temps au bout duquel la guérison est obtenue, dans bien des cas, sinon le malade continuerait à se sonder lui-même.

III. TRAITEMENT DE L'INFLAMMATION DE LA PROSTATE. — Pour compléter le traitement, il faut encore agir sur l'inflammation de la prostate :

Appliquer dix à quinze sangsues sur le périnée, chez les malades robustes; lotions sur le périnée avec la teinture d'iode, chez les personnes faibles.

Donner par jour deux lavements, avec de l'eau aussi chaude que possible.

Au besoin, ventouses scarifiées sur le rein.

Ch. Mauriac.

Rétention d'urine dans la blennorragie. — En présence d'une rétention ayant donné lieu à une énorme distension de la vessie, la seule chose à faire c'est de prendre une sonde et de pratiquer le cathétérisme évacuateur.

Rétention progressive et incomplète. — Lorsque la rétention s'établit progressivement et d'une façon incomplète, il faut recourir à une médication calmante et antiphlogistique.

Sangsues au périnée.

Bains tièdes. Lavement d'amidon fortement laudanisé.

Applications de cataplasmes chauds sur le périnée.

Au cas où la rétention s'accentuerait, il faudrait sans hésiter avoir recours au cathétérisme.

Bouilly.

Le traitement a pour but de débarrasser par un moyen quelconque la vessie de son contenu.

1° Dans la rétention des fièvres graves, pratiquer le cathétérisme avec une sonde n° 17 ou 18.

2° Dans la rétention congestive : bains chauds, cataplasmes émollients.

Cathétérisme antiseptique, si ces moyens sont insuffisants.

3° Chez les rétrécis, bougie fine à demeure.

Au besoin, urétrotomie interne d'urgence.

Enfin, en cas de besoin, ponction capillaire, absolument inoffensive d'ailleurs.

4° Chez les prostatiques : cathétérisme avec la sonde molle ou en gomme n° 16-18.

Évacuation lente de la vessie, qui devra s'opérer sans presser la région hypogastrique et qui ne devra jamais être totale.

Ponction capillaire, si le cathétérisme échoue.

Albarran.

Quelle que soit l'origine de la rétention, il faut toujours intervenir.

Le moyen le plus simple est le cathétérisme.

En cas d'échec, on aurait recours à la ponction hypogastrique.

S'il y avait hématurie par rétention, on ne devrait pas vider la vessie d'un seul coup, surtout si la rétention date de plus de vingt-quatre heures ou de trente-six heures. Sans cela il peut survenir des hématuries *ex vacuo* et même une véritable anurie.

RÉTRÉCISSEMENTS DE L'URÈTRE.

Félix Guyon.

I. TRAITEMENT PAR LE CATHÉTÉRISME. — Essayer le cathétérisme.

II. TRAITEMENT PAR L'URÉTROTOMIE. — Quand on a épuisé inutilement tous les moyens de cathétérisme, l'urétrotomie *interne* est indiquée.

1° *Indications*. — Loin d'être réservée aux cas simples, exempts de toute détermination du côté de l'arbre urinaire et de toute complication générale, l'urétrotomie interne doit être appliquée surtout aux cas graves.

Les complications constituent des indications formelles et pressantes de l'urétrotomie.

Tels sont, par exemple, les accès de fièvre survenant spontanément ou sous l'influence de la dilatation, et qui sont l'expression de lésions rénales plus ou moins avancées.

Tels sont encore les cas de polyurie trouble, avec pus dans l'urine, troubles digestifs et état général très grave.

2° *Technique*. — Dans les cas simples, lorsque l'urétrotomie est seulement réclamée par la résistance de la coarctation aux bougies dilatatrices, cette opération est véritablement bénigne, à condition d'être pratiquée suivant certaines règles :

a. Il faut d'abord opérer suivant toutes les règles de l'antisepsie;

b. On doit inciser tous les points rétrécis, en ayant soin d'inciser peu profondément et de faire porter l'incision sur la paroi supérieure de l'urètre;

c. La sonde à demeure, que l'on place ensuite, doit être d'assez faible calibre et on doit la laisser ouverte dans l'urinoir;

d. Le malade doit être mis au repos; son régime, sa température et le reste seront surveillés avec soin.

3° *Instruments.* — Pour pratiquer l'incision, dans la majorité des rétrécissements, se servir de l'urétrotome de Maisonneuve, qui agit d'avant en arrière, et n'employer l'instrument de Civiale, qui agit d'arrière en avant, que dans les rétrécissements très résistants, par exemple, ceux qui succèdent aux traumatismes.

Se servir presque exclusivement des lames, qui répondent aux n°s 21 et 23 de la filière Charrière.

N'introduire qu'une fois la lame, coupant ainsi à l'aller et au retour, et ne pas « jouer du violon » dans le canal, en y promenant la lame à plusieurs reprises.

La sonde à demeure est placée dans le canal, sitôt son incision, et elle y est conduite sur conducteur avec précaution, sans forcer. Si on rencontre de la difficulté à l'introduire, on diminue progressivement son calibre, jusqu'à ce que toute difficulté, toute résistance cesse, et, si on n'y parvenait pas, mieux vaudrait ne pas mettre de sonde, que de forcer tant soit peu le passage. Cette sonde est laissée à demeure, ouverte dans l'urinoir, pendant vingt-quatre à quarante-huit heures.

La bénignité de l'urétrotomie est tout entière subordonnée aux conditions rigoureuses de ses indications et de son manuel opératoire. Pratiquée suivant les règles, elle constitue une opération facile, simple, accessible à tous les chirurgiens.

III. Traitement par la dilatation. — L'urétrotomie, quelque grande que soit sa valeur, ne peut amener seule la cure des strictures urétrales; c'est un adjuvant de la dilatation et cette dernière opération constitue la véritable méthode thérapeutique des rétrécissements de l'urètre.

Avant de commencer la dilatation, on laisse le malade se reposer huit à quinze jours et même davantage, s'il survient le moindre accident, la moindre complication.

Les résultats éloignés sont ceux de toutes les méthodes thérapeutiques des rétrécissements, c'est-à-dire que la récidive ne survient que dans les cas où les malades cessent de se soumettre à la dilatation progressive, qui seule peut assurer la permanence du calibre de l'urètre.

Rétrécissements dus à une rupture incomplète de l'urètre périnéal. — 1° Établissement d'une sonde à demeure pour favoriser la cicatrisation de la plaie urétrale;

2° Dilatation préventive;

3° Quand les lésions sont constituées, il faut supprimer la cicatrice par la résection partielle de l'urètre.

S. Duplay.

Trois principales méthodes de traitement :

1° La *cautérisation*; 2° la *dilatation*; 3° l'*urétrotomie*.

I. Cautérisation. — Elle peut se faire soit d'avant en arrière, soit latéralement.

La première ou *cautérisation antéro-postérieure de Hunter* est une opération accessoire consistant à introduire dans l'urètre une bougie de cire, dont l'extrémité porte un fragment de nitrate d'argent, et qu'on laisse pendant une minute environ au contact du rétrécissement. Répétée tous les deux jours, elle prépare la dilatation que l'on exerce aussitôt que l'on peut passer une bougie.

La *cautérisation latérale* a pour but d'agir sur le rétrécissement de dedans en dehors.

La cautérisation ne peut être employée comme traitement général des rétrécissements ; elle n'est indiquée que dans quelques cas particuliers, comme auxiliaire de la dilatation.

II. DILATATION. — Elle agit mécaniquement et comprend plusieurs sortes de procédés, opératoires, suivant que l'on veut une dilatation lente ou une dilatation rapide.

1° *Dilatation lente*. — On se sert pour cela de la série des bougies métalliques de Béniqué graduées par cinquième ou sixième de millimètre. Le numéro le plus faible a 4 millimètres de diamètre, le dernier numéro qui est le plus fort en a 10.

Les séances sont répétées tous les jours au début, tous les deux jours au bout de quelque temps après qu'on a obtenu une amélioration.

2° *Dilatation rapide*. — Elle se faisait au moyen des divulseurs, du cathétérisme forcé, des injections forcées ; elle est abandonnée avec raison.

III. URÉTROTOMIE. — 1° *Urétrotomie interne*. — Lorsque l'on a affaire à un rétrécissement fibreux ou cicatriciel que les bougies sont impuissantes à faire disparaître, il faut inciser le canal et pratiquer l'urétrotomie interne.

2° *Urétrotomie externe sur conducteur*. — Elle ne serait indiquée qu'au cas où il existerait une induration de toute l'épaisseur des tissus périnéaux.

Dans ce cas, on peut y joindre la résection de la portion malade.

L'urétrotomie externe s'impose, s'il se fait une rupture de l'urètre, ou une infiltration urineuse.

Tillaux.

Tout rétrécissement de l'urètre, si léger qu'il soit, nécessite un traitement en raison des accidents graves auxquels il expose.

I. DILATATION. — Le seul traitement des rétrécissements consiste dans la dilatation du canal de l'urètre. Cette dilatation se fait progressivement à l'aide de bougies.

II. URÉTROTOMIE. — Quand on n'a pu réussir à vaincre le rétrécissement par la simple dilatation, il faut recourir à un adjuvant qui est l'urétrotomie interne, après laquelle on continuera la dilatation.

Pour qu'un canal soit déclaré normal, il faut qu'il ait au moins 8 millimètres de diamètre (n° 48 Béniqué).

Arm. Desprès.

Les deux points du traitement portent à la fois sur la rétention d'urine et sur la nécessité de dilater le canal, afin de rétablir un libre passage dans l'urètre rétréci.

Voici la conduite à tenir en présence d'un malade atteint de rétrécissement et ne pouvant plus uriner que goutte à goutte :

Introduire dans l'urètre une bougie numéro 2 ou 3 de la filière Charrière, graissée préalablement d'huile, et en lui imprimant, pendant qu'on l'introduit, un mouvement de rotation sur son axe, on arrive, généralement sans peine, à pénétrer dans le petit pertuis laissé par le rétrécissement, sans créer de fausses routes.

Lorsque la bougie a réussi à passer, la rétention est vaincue; le malade urinera le long de la bougie, qui sera fixée à demeure.

Il faudra pourtant avoir soin de mettre le malade dans un bain chaud pendant une heure, et si au bout de dix heur : le malade n'avait pas uriné, on renouvellerait ce . in.

La sonde à demet : sera laissée jusqu'au moment où il n'existe plus ti , e d'inflammation.

A partir de ce moment, il faudra dilater le rétrécissement avec le cathéter de Béniqué, gradué à 1/2 millimètre du n° 33 au n° 48, 50. En introduire six par jour successivement et laisser la dernière bougie pendant une heure.

Bouilly.

I. Urétrotomie interne. — Dans les cas de rétrécissements du méat et de la fosse naviculaire, l'urétrotomie interne est indiquée. Elle l'est encore pour les rétrécissements traumatiques infranchissables, pour les rétrécissements inflammatoires difficiles à franchir ou compliqués de fausses routes.

Si le cathétérisme donne lieu à des accidents fébriles, s'il existe des complications rénales ou vésicales, dans les cas d'infiltration d'urine ou de rétention incomplète, elle s'impose absolument.

II. Urétrotomie externe. — Elle est rarement indiquée pour les rétrécissements blennorragiques infranchissables et souvent pour les rétrécissements traumatiques indurés sur une grande étendue.

Reynier.

Sur huit malades, j'ai appliqué la méthode d'électrolyse de l'urètre comme traitement d'un rétrécissement.

Chez tous ces malades, le rétrécissement siégeait à 9 ou 10 cent. du méat, dans la portion membraneuse.

Pendant quelques jours, je soumettais les malades à un traitement préparatoire (lavage de l'urètre antérieur, salol à l'intérieur, sulfate de quinine la veille et le jour de l'intervention).

Pour sectionner le rétrécissement, les courants de 15 à 20 milliampères se sont toujours montrés insuffisants; il a fallu aller jusqu'à 30, 35 et même 40 milliampères.

Les séances d'électrolyse ont toujours été très douloureuses, sans que la douleur puisse être diminuée par la cocaïne.

En résumé sur les huit cas, deux fois j'ai été obligé de renoncer à l'électrolyse pour revenir à l'urétrotomie interne ;

Trois fois, il a fallu plusieurs séances successives pour arriver à franchir le rétrécissement.

J'ai noté cinq fois des frissons, une fois un abcès du dos de la verge et deux fois des phénomènes de lymphangite.

Par conséquent, étant donnés les résultats obtenus, je pense qu'il n'y a pas d'avantage à remplacer l'urétrotomie interne, généralement exempte d'accidents, par l'électrolyse.

Picqué.

Dans certains cas de rétrécissements infranchissables, on obtient de bons résultats par la résection de l'urètre.

Chez un malade, atteint de rétrécissement blennorragique, ayant donné lieu à des accidents graves (rupture du périnée, infiltration des bourses), si l'urètre est induré sur une étendue de 3 à 4 centimètres, avec perforation aboutissant au trajet fistuleux pratiquer la résection totale sur une étendue de 3 à 4 centimètres.

Placer ensuite une sonde à demeure et abandonner la plaie périnéale à une cicatrisation secondaire, qui est complète au bout de six semaines.

La suture immédiate vaut mieux que le bourgeonnement.

RUPTURES DE L'URÈTRE.

Verneuil.

L'indication de la suture dans les traumatismes urétraux est subordonnée au siège de la plaie.

Dans la portion pénienne, au voisinage du gland *l'urétrorraphie* est prudente : elle met à l'abri des fistules péniennes, difficiles à fermer.

Au voisinage du scrotum, à la région périnéale, la suture est inutile et la cicatrisation ne tarde pas à se faire.

S. Duplay.

Cas légers. — Il s'agit surtout de temporiser et de surveiller.

L'hémorragie sera combattue avec la compression et le froid.

On aura soin de vider la vessie par un cathétérisme régulier, à l'aide d'une sonde molle.

Surveiller le périnée, pour être prêt à agir au moindre signe d'induration ou d'inflammation.

Cas moyens. — Sonde à demeure d'un calibre suffisant pour remplir le canal.

Surveillance active du périnée.

Cas graves. — Le cathétérisme étant le plus souvent alors impossible, on devra parer aux accidents de la rétention d'urine, soit par une ponction hypogastrique, soit par l'urétrotomie interne d'emblée (voir p. 237).

Tillaux.

Si on ne peut introduire une sonde dans le bout postérieur de l'urètre, renoncer à des tentatives infructueuses.

Il n'y a aucun inconvénient à laisser le sujet sans sonde, l'urine s'écoulant par la plaie.

Au bout de six à huit jours, mettre le blessé dans la position de la taille et lui recommander d'uriner. Le liquide sort par le bout postérieur. Introduire par le bout antérieur une sonde ayant le plus gros calibre possible, la faire pénétrer, et la laisser à demeure pendant une huitaine de jours.

Le Dentu.

La suture de l'urètre est indiquée, lorsque l'incision de l'urètre est due à une intervention opératoire ou à la coupure produite par un instrument tranchant.

Elle est contre-indiquée dans les autres cas de traumatisme de l'urètre.

La suture de l'urètre demande un outillage spécial, c'est une opération difficile, exigeant une grande sûreté de main; il vaut mieux ne pas la faire, si l'on n'est pas dans les conditions nécessaires pour la bien faire.

Terrier.

Lorsque pour extraire un corps étranger de l'urètre, on est obligé d'inciser l'urètre et de pratiquer une boutonnière périnéale, la suture de l'urètre doit être recommandée.

La guérison en est ainsi hâtée et il ne reste pas de fistule.

Th. Anger.

Dans les traumatismes de l'urètre, la suture n'est pas nécessairement indiquée. La cicatrisation peut s'obtenir très bien sans elle.

Lucas-Championnière.

La suture immédiate de l'urètre, à la suite d'un traumatisme du périnée, est préférable à l'abstention.

Bouilly.

Cas légers. — La temporisation est ici tout indiquée.

Combattre l'hémorragie par le froid, par la compression faite à l'aide d'une sonde urétrale du calibre 16 ou 17.

Boissons délayantes, émollientes, pour rendre l'urine abondante et aussi peu irritante que possible.

Cas moyens. — Même conduite.

Surveiller la tumeur périnale et être prêt à intervenir à la moindre menace d'infiltration ou de phlegmon.

Combattre la rétention d'urine par le cathétérisme ou la ponction hypogastrique.

Cas graves. — Pour peu que le cathétérisme soit rendu difficile et que du côté du périnée se produisent des accidents menaçants, l'intervention chirurgicale ne doit pas être différée et l'on doit pratiquer l'urétrotomie externe d'emblée. On se basera pour cela sur l'abondance de l'épanchement sanguin, sur la pénétration presque certaine de l'urine dans les tissus, sur les douleurs du blessé, augmentées à chaque instant par les envies d'uriner et la distension de la vessie ; enfin, sur l'élévation de température.

Incision sur la ligne médiane dans toute l'étendue de la tumeur jusqu'à l'urètre rompu.

Si le bout postérieur se retrouve sans trop de difficultés, introduire par ce bout une sonde dans la vessie et la faire passer ensuite par le bout antérieur.

Si le bout inférieur ne peut être retrouvé, co a-battre pendant quelque temps la rétention d'urine par la ponction hypogastrique ; au bout de peu de jours dans la plupart des cas, sous l'influence de la médication opiacée, le malade urinera seul par l'incision périnéale, et il sera facile alors de retrouver le bout postérieur pour y introduire une sonde.

Terrillon.

I. Traitement d'urgence. — Dans les premiers temps qui suivent l'accident, le traitement d'urgence a pour but de combattre :

1° *L'hémorragie :* on emploiera pour cela les réfrigérants en applications sur le périnée et la compression; or le cathétérisme est souvent le meilleur moyen de comprimer les parois du canal. Dans certains cas, lorsque l'hémorragie est abondante, on devra inciser le périnée, afin d'aller lier l'artère cause de l'hémorragie.

2° La *rétention d'urine*, à laquelle on remédiera soit

par le cathétérisme, soit exceptionnellement par la ponction de la vessie.

3° *L'infiltration d'urine* : On aura recours dans ce but à l'incision périnéale, puis à l'établissement d'une sonde à demeure.

La sonde sera introduite autant que possible aussitôt après l'incision périnéale; son calibre sera suffisamment gros pour obturer complètement celui de l'urètre, et dans les premiers jours elle devra être fréquemment changée.

II. Traitement radical. — Toutefois le meilleur moyen de traitement des ruptures de l'urètre consiste à intervenir rapidement par l'incision périnéale : l'expectation, en effet, est dangereuse; le cathétérisme peut être périlleux, et ne doit en tout cas être tenté que pour éclairer le diagnostic, et sera fait avec grande douceur. La sonde à demeure peut amener des accidents : aussi son emploi sera-t-il abandonné, pour employer de préférence l'intervention hâtive, qui constitue la méthode de choix, puisque, dans la majorité des cas, l'infiltration est la conséquence de la rupture de l'urètre et que l'opération deviendrait alors nécessaire.

SONDES A DEMEURE.

Félix Guyon.

La sonde à demeure a pour but d'assurer l'évacuation de l'urine.

I. Indications. — 1° *Rétention d'urine.* — L'emploi d'une sonde à demeure est justifié dans trois circonstances :

a. Lorsqu'un premier cathétérisme aura rencontré des difficultés et que plusieurs tentatives infructueuses auront pu léser le canal, on mettra la sonde à demeure pendant vingt-quatre ou quarante-huit heures, de façon à permettre aux lésions de se réparer;

b. Lorsque le cathétérisme a été difficile non par suite de l'inhabileté de l'opérateur, mais par la présence d'obstacle dans le canal;

c. Chez les malades à prostate extrêmement vascularisée, saignant au passage le plus régulier et le plus doux de l'instrument. La sonde à demeure remédie heureusement à la friabilité du tissu prostatique exposant aux fausses routes.

2° *Fièvre urineuse.* — L'établissement d'une sonde à demeure a une influence positive sur la chute de la fièvre.

3° *Prostatisme.* — Le séjour habituel de la sonde peut favoriser le chemin à parcourir.

4° *Urétrotomie.* — Après toute urétrotomie interne, on devra laisser durant quarante-huit heures la sonde à demeure.

II. Règles de l'application. — 1° *Choix de la sonde.* — La sonde sera choisie en gomme ou en caoutchouc, de préférence en gomme, son emploi étant plus sûr, son entretien plus simple.

Les sondes béquilles sont celles qui conviennent le mieux. Elle doivent être souples et solides, avoir deux œils très réguliers et assez larges, le numéro variera suivant les indications.

2° *Fixation de la sonde.* — Pour fixer la sonde, le diachylon a de nombreux inconvénients; aussi le procédé de Voillemier ou de fixation aux poils est-il préférable.

III. Hygiène. — La verge, le gland et l'extrémité de la sonde devront être tenus dans un état d'extrême propreté.

SPASME DE LA VESSIE.

J. Comby.

Spasme de la vessie chez l'enfant. —
I. Régime. — Boissons abondantes pour diluer
l'urine : lait coupé de tisanes de chiendent, de graines
de lin, de queues de cerises, d'eau de Vichy.

Faire porter des caleçons de laine, pour éviter le
refroidissement.

II. Traitement. — Cataplasmes sur le bas-ventre.
Bain tiède ; lavements froids.

Suppositoires suivant la formule :

Extrait de belladone............ 10 cent.
Beurre de cacao................. 3 grammes.

SPERMATOCYSTITE.

E. Schwartz.

Spermatocystite aiguë. — I. Au début. —
Traitement antiphlogistique et calmant.

Applications de sangsues au périnée.

Lavements émollients. Lavements au laudanum
ou au chloral. Cataplasmes intrarectaux.

II. A la période de suppuration. — Ponctionner la
collection purulente, en se guidant avec l'index introduit dans le rectum, en dilatant au besoin l'anus.

Au cas où une incision plus large serait nécessaire, suivre la conduite de Segond, et aller chercher les abcès vésiculaires par le périnée entre le
rectum et l'urètre.

Spermatocystite chronique. — Éviter toute
irritation urétrale ; observer un repos génésique
complet.

SPERMATORRHÉE.

Tillaux.

I. Traitement chirurgical. — Pointes de feu sur la région lombaire.

Au besoin, cautérisation de la partie profonde de l'urètre au niveau des canaux éjaculateurs (le verumontanum est situé à 3 centimètres environ en avant du col).

Dans le cas de pertes diurnes et nocturnes et inconscientes, la guérison est peu probable.

II. Régime. — Toniques.

E. Schwartz.

Spermatorrhée par excès de continence physiologique. — Conseiller au malade un coït régulier, les exercices physiques, les occupations actives.

Relever le moral du malade, en lui montrant que les pollutions nocturnes sont pour ainsi dire normales, suppléant à une fonction qui ne s'exécute pas.

Comme remède, les antispasmodiques.

Spermatorrhée pathologique altérant la santé du malade. — S'efforcer de diminuer l'irritabilité du système nerveux. Éviter les grands travaux, les émotions fortes. Hydrothérapie.

Combattre ou détruire les causes locales que l'on pourrait trouver à la spermatorrhée, telles que phimosis, hémorroïdes, urétrite profonde (cautérisation de l'urètre de Lallemand).

Traitement moral du malade.

Spermatorrhée imaginaire des hypocondriaques. — Traitement moral, variable suivant l'état mental des sujets. On devra rechercher le symptôme qui leur a fait penser à la maladie, les rassurer et combattre l'idée qu'ils s'en sont faite. On ne doit pas nier, dès le début, devant les malades, tout état pathologique, on les amènera peu à peu à reconnaitre l'inanité de leurs craintes.

Conseiller les distractions, les exercices corporels, le changeme... de vie, les voyages.

Prescrire les antispasmodiques.

SYPHILIS DES ORGANES URINAIRES.

Alf. Fournier.

Syphilis tertiaire du testicule. — Il faut avant tout essayer le traitement ioduré ; cette médication est spécifique de la syphilis testiculaire.

On pourra avec avantage lui associer le mercure, lorsqu'il s'agira de cas anciens.

Localement, les pommades sont inutiles et il suffit de conseiller au malade de porter un suspensoir.

En cas d'insuccès, proposer la castration.

Cornil.

Syphilis du testicule. — La syphilis testiculaire livrée à elle-même aboutit fatalement à l'atrophie et à la perte fonctionnelle de l'organe.

On peut au contraire enrayer le mal et le guérir, en rendant au testicule l'intégrité de sa fonction, à l'aide de l'iodure de potassium, à la dose de 1 à 4 grammes par jour, et de frictions mercurielles sur le scrotum au moyen de l'onguent napolitain ou pommade mercurielle double :

Mercure............................ | ãã 1 partie.
Axonge............................ |

Pommade mercurielle simple :

Pommade double................... 1 partie.
Axonge.......................... 3 parties.

Mauriac.

Syphilis du rein. — L'efficacité des deux spéci-
fiques de la syphilis (mercure et iodure de potassium)
est réelle dans les cas de *syphilonéphroses*. Le mercure, imparfaitement éliminé par les reins, donne
lieu à de la salivation ; aussi, son emploi doit-il être
modéré. On lui préférera l'iodure de potassium à
doses élevées.

Le traitement spécifique n'exclut pas le traitement
général des néphrites; ils doivent être employés
simultanément.

Syphilose tertiaire génitale. — I. TRAITE-
MENT GÉNÉRAL. — Conformément à la règle générale
du traitement des syphiloses, le mercure et l'iodure
de potassium seront simultanément employés.

Dans les syphiloses génitales précoces, donner surtout les mercuriaux, tandis que, dans les syphiloses
tardives, on aura de préférence recours à l'iodure.

II. TRAITEMENT LOCAL. — Propreté rigoureuse,
surtout chez la femme : Lotions fréquentes avec des
liquides détersifs, émollients ou calmants et antiseptiques.

Bains tièdes prolongés; injections de propreté
médicamenteuses.

Séparer les parties malades des parties saines, à
l'aide d'un linge fin imbibé de liquide antiseptique.

III. RÉGIME. — Repos; régime fortifiant.

IV. TRAITEMENT CONSÉCUTIF. — Lorsque la syphilose
est bien dégagée de tout ce qui l'entravait, on aura
recours aux topiques modificateurs, tels que l'iodo-

forme, les pommades au calomel et à l'oxyde de zinc.

Éviter les badigeonnages avec des solutions iodées et iodurées, avec la teinture d'iode, ou solutions de nitrate d'argent.

Comme liquides détersifs, donner la préférence à l'alcool camphré, au vin aromatique, coupés d'eau par moitié, aux solutions de borax et d'acide borique.

A la phase de réparation, faire des cautérisations de nitrate d'argent, pour activer le bourgeonnement.

Bouilly.

Syphilis du testicule. — I. TRAITEMENT GÉNÉRAL. — Administrer chaque jour l'iodure de potassium à doses progressives. Commencer par 2 grammes et aller jusqu'à 6.

II. TRAITEMENT LOCAL. — Frictions mercurielles sur les cuisses ou le tronc, avec l'onguent napolitain (4 gr.).

E. Schwartz.

Syphilis des testicules et de l'épididyme. — 1º **Accidents précoces.** — I. TRAITEMENT GÉNÉRAL. Employer le traitement mixte :

A l'intérieur, le sirop de Gibert ou bien encore la solution suivante de Labbé :

Bichlorure de mercure..........	5	cent.
Alcool	15	grammes.
Iodure de potassium...........	4	—
Sirop d'écorces d'oranges.......	15	—
Eau	80	—

Par cuillerées à bouche, une ou deux fois par jour.

II. TRAITEMENT LOCAL. — Applications locales d'onguent napolitain ou de bandelettes d'emplâtre de Vigo, recouvertes de ouate, le tout étant maintenu par un bon suspensoir.

2° Accidents tertiaires. — Iodure de potassium à hautes doses et progressivement jusqu'à 8 et 10 grammes par jour.

Au cas où il y aurait hydrocèle, traitement habituel (voir p. 75).

TAILLE HYPOGASTRIQUE.

Félix Guyon.

I. Soins préparatoires. — Faire prendre au malade, si possible, un bain savonneux.

Lavements, la veille de l'opération au soir et le matin même de l'opération.

Préparation aseptique du champ opératoire.

Évacuation et lavage de la vessie à l'eau boriquée.

On établit alors la distension rectale et la distension vésicale.

1° *Distension rectale.* — Elle s'obtient à l'aide du ballon de Petersen, qui, bien enduit de vaseline, est introduit dans l'ampoule rectale. S'assurer avec le doigt s'il n'est point replié sur lui-même. Choisir le ballon plutôt un peu volumineux. On injecte alors dans ce ballon une quantité de liquide variable entre 350 et 500 grammes. La distension rectale devra être d'autant plus forte que celle de la vessie pourra l'être moins.

2° *Distension vésicale.* — Chez les sujets âgés, calculeux, dans les vessies relativement saines, on pourra injecter sans danger 300 grammes de liqueur environ.

Pour les vessies petites, contractiles, avec cystite intense, on ne dépassera pas 120 à 200 grammes, pour ne pas s'exposer à une rupture.

Cette manœuvre de la distension vésicale est délicate et demande à être faite avec soin.

II. Opération. — Incision sur la ligne médiane de la peau et du tissu cellulaire, dans la moitié inférieure de l'espace pubio-ombilical, en pinçant les petits vaisseaux qu'on rencontre, susceptibles parfois de donner lieu à des hémorragies inquiétantes.

Incision de la partie inférieure du muscle droit antérieur du côté droit; ligatures des branches de l'artère épigastrique.

Incision du fascia transversalis au travers de laquelle apparaît le peloton adipeux prévésical faisant hernie. Avec le doigt recourbé en crochet, on refoule en haut cette graisse, en même temps que le cul-de-sac péritonéal, si par hasard il n'avait pas subi l'ascension ordinaire.

La vessie apparaît alors sous forme d'un globe blanchâtre, lisse et bien tendu, et avant de l'inciser, on remplit toute la plaie de solution phéniquée forte, qu'on laisse un instant, puis qu'on retire ensuite par un coup d'éponge.

Incision vésicale de bas en haut.

Placer alors les fils suspenseurs de la vessie destinés à élargir le jour des manœuvres intra-vésicales.

Pour mieux voir, on dégonfle partiellement ou même on enlève complètement le ballon rectal.

III. Traitement consécutif. — Suture vésicale, laissant passage aux tubes-siphons que l'on fixe à la peau à l'aide d'un fil d'argent et qu'on laisse pendant quelques jours.

Une fois les tubes enlevés, on les remplace par la sonde à demeure.

Pansement.

Marc Sée.

Quand la taille hypogastrique n'a pas été suivie de suture primitive de la plaie vésicale, la sonde à demeure est inutile et peut même être dangereuse, au moins pendant la première semaine.

La réunion immédiate de la vessie est le but auquel doivent tendre les chirurgiens.

Bouilly.

I. INDICATIONS. — Les indications de la taille ont été réduites par l'introduction dans la pratique de la *lithotritie*, à laquelle elle doit souvent céder le pas.

La taille n'est nullement contre-indiquée par l'âge, et les enfants sont plutôt dans de meilleures conditions opératoires.

La taille est la méthode de choix dans l'extraction des calculs vésicaux, au-dessous de cinq ans.

Le volume du calcul ou sa nature fournissent les indications les plus nettes.

La taille hypogastrique est nettement indiquée pour tout calcul dont le diamètre atteint ou excède 5 centimètres, et qui ne peut être réduit par la fragmentation.

L'hypertrophie prostatique et le rétrécissement de l'urètre constituent également une indication formelle.

II. CONTRE-INDICATIONS. — On devra renoncer à l'opération en présence d'un état cachectique trop prononcé, lié ou non à la cystite ou à la néphrite calculeuse.

Chez les individus affaiblis, épuisés, la lithotritie sera également préférable.

Dans le cas de cystite calculeuse rebelle, la taille est inférieure à la lithotritie.

Bazy.

I. Soins préparatoires. — Commencer par laver soigneusement la vessie par des irrigations antiseptiques répétées. A l'aide d'une sonde en caoutchouc, pousser dans la vessie une injection boriquée de 250 grammes au maximum et, à l'aide d'un fausset ou d'une pince, boucher l'ouverture de cette sonde.

L'emploi du ballon de Petersen est inutile chez l'homme; il peut, en effet, amener des déchirures du rectum ou donner lieu à des efforts d'expulsion nécessitant une chloroformisation plus prolongée. Chez la femme, on remplacera avantageusement le ballon de Petersen par un tamponnement vaginal.

II. Manuel opératoire. — L'incision de la paroi sera faite sur la ligne médiane sur une longueur de 9 à 10 centimètres et même plus s'il est besoin. Cette incision médiane suffit toujours, donne suffisamment de jour et l'on doit repousser l'incision transversale de l'hypogastre et des muscles abdominaux, ainsi que la *symphyséotomie*.

On incisera ensuite la vessie. Pour cela, on commence par la mettre à nu, en refoulant le tissu graisseux prévésical et en relevant le cul-de-sac péritonéal, puis, prenant la vessie près de son sommet avec deux pinces, on laisse s'écouler le liquide intravésical par la sonde.

La vessie étant vidée, on pourra l'inciser. De cette façon, on évite l'infection de la plaie par un liquide, qui, plus ou moins septique, gênait en l'inondant le champ opératoire.

Pour inspecter l'intérieur de la vessie, on se servira de valves ou d'éponges montées.

Enfin, la position inclinée du malade est indiquée pendant toute l'opération.

III. Traitement consécutif. — L'opération terminée,

on pratiquera la suture de la vessie, en laissant une sonde urétrale à demeure.

Le catgut sera employé pour les sutures. Il faut conseiller une série de sutures en bourses.

Au cas où la vessie est infectée, le drainage prévésical est indiqué.

Albarran.

Taille hypogastrique transversale. — La taille hypogastrique transversale présente plusieurs avantages, dont le principal est de permettre de voir clair et de manœuvrer à l'aise. D'une exécution facile, elle n'expose pas à blesser le péritoine.

I. INDICATIONS. — La taille transversale est spécialement indiquée, lorsqu'il s'agit d'opérer dans la région du col, en particulier sur le trigone et la portion rétropubienne de la face antérieure de la vessie, pour toutes les opérations se pratiquant de dehors en dedans (résections, prostatectomie, cathétérisme uretéral).

Dans les cas ordinaires, la taille longitudinale n'offre pas de danger au point de vue de la blessure du péritoine, pourtant ce danger est réel lorsqu'il existe, comme dans certains cas de péricystite, des adhérences de la vessie avec la séreuse. La taille transversale est alors formellement indiquée, car elle est le seul moyen d'éviter cet accident.

La taille longitudinale devra au contraire être pratiquée de préférence dans les cas de hernie inguinale double, lorsqu'il s'agit de calculs ou de corps étrangers et dans toutes les opérations qui se pratiquent dans les 2/3 supérieurs de la vessie et chez les enfants.

II. MANUEL OPÉRATOIRE. — Avec le procédé de suture des muscles droits que j'emploie, on n'a plus à redouter l'éventration consécutive à la taille transversale.

Ce procédé est le suivant :

1° Section de la peau, du tissu cellulo-graisseux, et de l'aponévrose des muscles droits et pyramidaux;

2° Dans la portion externe des muscles droits, non sectionnée, embrocher à l'aide d'une aiguille courbe de Hajedorn, un fil de soie d'arrière en avant, puis, après avoir incisé la vessie, suturer temporairement les bords de la plaie vésicale à la peau ;

3° L'intervention vésicale terminée, la vessie est fermée par un double plan de sutures, plus ou moins complètement, suivant que la réunion primitive ou secondaire est indiquée ;

4° Tirant sur les deux fils qui embrassent sur les côtés les muscles droits, on parvient facilement à réunir les bouts supérieurs et inférieurs de ces muscles et on procède alors à la suture principale. Cette suture est une suture en bourse, faite à l'aide d'un fil de soie plate, enfilé sur une aiguille courbe de Hajedorn. Un fil est d'abord introduit du côté droit, d'avant en arrière dans le bout inférieur du muscle droit et, ressortant par la plaie, passe, alors d'arrière en avant, dans le bout inférieur du muscle correspondant.

Du côté gauche, le fil suivra une marche inverse et les deux fils réunis en avant du pubis pourront alors facilement être noués, rapprochant si solidement les deux extrémités sectionnées des muscles droits que même les efforts de vomissement ne pourront les écarter.

Quelques points de sutures complémentaires sont alors effectués pour affronter la peau et l'aponévrose.

TÉRATOME DU SCROTUM.

Paul Reclus.

La principale préoccupation du chirurgien devra être la conservation de la glande. Aussi faut-il disséquer lentement, avec prudence extrême et minutie, l'épididyme, le testicule, en évitant le cordon.

La tumeur n'étant pas maligne, il est préférable au besoin de se contenter d'une ablation incomplète, auquel cas, on ne chercherait pas la réunion immédiate et on s'efforcerait de modifier par une cautérisation profonde le lambeau dermoïde abandonné dans la plaie.

TUBERCULOSE URINAIRE.

Paul Reclus.

Tuberculose du scrotum et de l'épididyme.
— I. TRAITEMENT GÉNÉRAL. — 1° Pendant l'hiver, huile de foie de morue, à la dose de sept ou huit cuillerées à soupe par jour prises dans un peu de bière forte de Hollande. — Augmenter progressivement.

2° Pendant l'été, prendre chaque matin dans une tasse de lait tiède bouilli une cuillerée à café de la solution suivante :

Bromure de sodium.........	10	grammes.
Chlorure de sodium.........	10	—
Iodure de sodium...........	1 à 2	—
Eau......................	100	—

A prendre à jeun.

Eaux chlorurées sodiques : Salies-de-Béarn.

II. RÉGIME HYGIÉNIQUE. — Combattre l'amaigrissement par la suralimentation, à l'aide de la poudre de viande de Debove.

Frictions sèches sur le corps matin et soir.

III. TRAITEMENT LOCAL. — 1° *L'épididyme seul est atteint.* — Dans ce cas, traiter les manifestations aiguës par le repos, les antiphlogistiques.

Ouvrir les abcès, cautériser les fistules, provoquer l'évacuation du foyer.

Injections d'éther iodoformé à 10 p. 100, poussées à l'aide d'une seringue de Pravaz dans le foyer caséeux.

Respecter le testicule et ne pas faire d'intervention radicale, quel que soit le degré de la maladie.

2° *Le testicule est atteint.* — Il faut alors, sans hésiter, faire la castration. La castration n'offre par elle-même aucun danger et elle est suivie d'une amélioration de l'état général.

Bouilly.

Tuberculose rénale. — Il n'y a lieu d'intervenir par une opération que s'il existe une tumeur appréciable à la région lombaire, sans coexistence de signes indiquant une généralisation tuberculeuse, le rein opposé étant reconnu sain et fonctionnant régulièrement.

La néphrectomie pourrait alors être pratiquée avec succès.

Tuberculose vésicale. — I. TRAITEMENT GÉNÉRAL. — Celui qui permet de lutter contre l'infection tuberculeuse.

II. TRAITEMENT LOCAL. — Celui des cystites chroniques simples : instillations de nitrate d'argent.

Tuberculose prostatique. — I. TRAITEMENT GÉNÉRAL. — Celui de la tuberculose.

II. TRAITEMENT LOCAL. — Cathétérisme, pour répondre aux indications locales.

Traitement ordinaire des fistules ou abcès qui pourraient se produire.

Tuberculose du testicule. — I. Traitement général. — Reconstituants généraux.

Séjour au bord de la mer. Eaux chlorurées sodiques fortes.

II. Traitement local. — *Avant la période d'ulcération,* soutenir les bourses avec un bon suspensoir.

Lorsqu'il y a formation d'un abcès : évacuation du contenu.

Grattage et cautérisation des parois au chlorure de zinc ou au fer rouge.

Au cas où le testicule et l'épididyme seraient pris en totalité, il faudrait sans hésiter avoir recours à la castration.

E. Schwartz.

On se trouve en présence de deux traitements : un traitement conservateur, un traitement radical.

I. Traitement conservateur. — Lorsque les lésions tuberculeuses sont torpides, lorsqu'elles ont une évolution lente, le traitement conservateur est indiqué. Il faut se contenter de modifier l'état des lésions par un traitement général.

II. Traitement radical. — Lorsque les lésions évoluent rapidement, lorsque les phénomènes de réaction inflammatoire sont évidents, il faut supprimer le foyer tuberculeux, il faut avoir recours à la castration.

Toutefois il y a des contre-indications au traitement radical, même lorsque les lésions évoluent rapidement :

1° Quand l'état général est mauvais ; quand, outre les lésions locales, on est en présence de lésions viscérales graves et avancées.

Le traitement palliatif sera alors le seul remède.

2° Lorsque les lésions locales sont très étendues, suppurées et ramollies.

Tuffier.

Tuberculose rénale. — La *néphrectomie* primitive n'est pas plus dangereuse que la *néphrotomie*, d'autant que celle-ci est fréquemment suivie de récidive.

La néphrectomie ne serait pourtant justifiée que si l'état du malade et de son autre rein sont jugés satisfaisants.

Tuberculose vésicale. — I. TRAITEMENT MÉDICAL. — Traitement général de la diathèse tuberculeuse.

II. TRAITEMENT CHIRURGICAL. — Les instillations de sublimé au 1/1000, au 1/5000, suivant le procédé de M. le professeur Guyon, à la dose de X à XL gouttes, rendent les plus grands services.

Contre la douleur : injections sous-cutanées de morphine.

En cas d'échec de tous les autres procédés thérapeutiques, on recourra à la méthode sanglante :

Soit par la taille hypogastrique de la vessie ;

Soit par la création d'une boutonnière périnéale ;

Soit par la dilatation du col, par la résection de la muqueuse vésicale ;

Soit enfin, chez la femme, par la colpo-cystotomie.

L. Jullien.

Tuberculose du testicule chez les enfants. I. TRAITEMENT GÉNÉRAL. — S'efforcer de relever la constitution de l'enfant par l'huile de foie de morue et l'iodoforme, comme médicaments internes.

II. TRAITEMENT LOCAL. — Se borner aux plus minimes interventions, et se souvenir que la tuberculose des enfants diffère totalement de celle des adultes.

Se garder totalement de la castration et se rappeler qu'on peut dire du testicule ce qu'on a dit de la main : « Tout ce qui reste du testicule est bon. »

TUMEURS DES CAPSULES SURRÉNALES.

Tuffier.

L'ablation des capsules surrénales est sans danger ; d'autre part, étant donnée la gravité des néoplasmes de ces capsules, qui ont pour conséquence dans la moitié des cas la mort sans généralisation, l'extirpation est pleinement justifiée.

L'incision lombaire parallèle à la douzième côte est préférable à la laparotomie.

TUMEURS DU CORDON SPERMATIQUE.

E. Schwartz.

Le seul traitement consiste dans l'ablation du cordon, en conservant, si c'est possible, le testicule.

Lipome du cordon. — On n'opérera qu'en présence d'une trop grande gêne du malade.

Sarcome du cordon, ou autre tumeur à évolution rapide. — On doit agir immédiatement sans attendre que le cordon soit dépassé. Sacrifier largement la quantité nécessaire de parties molles et poursuivre les prolongements jusque dans le canal inguinal ou même la fosse iliaque.

TUMEURS DU MÉAT URINAIRE CHEZ LA FEMME.

S. Pozzi.

Le traitement le plus simple consiste à exciser la

tumeur et à cautériser ensuite la base d'implantation du pédicule, au thermocautère.

On évitera la douleur de cette petite opération par un simple badigeonnage à la cocaïne.

En cas d'hémorragie, suture au catgut.

Si la tumeur est nettement pédiculée, on peut amener sa mortification en ligaturant sa base à l'aide d'un petit fil élastique.

TUMEURS DU REIN.

Le Dentu.

Tumeurs bénignes du rein. — Intervenir dans les cas seuls où la tumeur exerce une gêne sur les organes voisins.

La néphrectomie est la marche à suivre, dans ces cas.

Tumeurs malignes du rein. — L'intervention chirurgicale s'impose si le diagnostic de cancer a pu être fait au début, malheureusement ces cas sont rares.

Lorsque l'épuisement général et le volume de la tumeur, les connexions, en font un cas moyen, l'ablation ne saurait être justifiée qu'au cas où elle serait complète.

Les adhérences du rein, dues à la pénétration des couches voisines par le tissu morbide, contre-indiquent absolument la continuation de l'opération. Il en est de même d'une trop grande mollesse du tissu rénal coïncidant avec des adhérences solides.

L'intervention est absolument proscrite si le malade est dans un état de cachexie avancé.

Félix Terrier.

Néphrectomie transpéritonéale. — Employer le procédé spécial de néphrectomie transpéritonéale.

Voici en quoi il consiste :

1º Incision de la paroi abdominale, soit sur la ligne médiane, soit sur le bord interne du muscle droit, correspondant au rein à enlever.

2º La cavité péritonéale ouverte, refouler de côté les anses intestinales et inciser nettement et verticalement le feuillet péritonéal postérieur, qui recouvre la tumeur.

3º Placer deux ou quatre pinces à pression sur les lèvres de l'incision péritonéale, pour ne pas les perdre dans les manœuvres ultérieures.

4º Énucléer méthodiquement le rein, en le ponctionnant s'il y a lieu, et placer des pinces à pression sur son pédicule qu'on lie ensuite.

5º Nettoyer avec soin la cavité rétro-péritonéale occupé par le rein.

6º Si besoin est, diminuer par quelques points de suture l'étendue de l'incision faite au péritoine en avant du rein.

7º Attirer au dehors les bords de cette incision, maintenus par les pinces à pression, et les fixer aux bords de l'incision abdominale antérieure déjà rétrécie en haut et en bas par des points de suture profonds.

De cette façon, la grande cavité péritonéale est close et isolée de la cavité rétro-péritonéale, occupée jadis par la tumeur rénale.

8º Placer dans cette cavité deux drains, afin de faciliter, s'il y a lieu l'écoulement de la sérosité hors de l'abdomen.

9º Au lieu de laisser l'urètre dans la plaie de la cavité rétro-péritonéale, il serait utile de le disséquer et de l'attirer au dehors pour le traiter spécialement, car il est une cause d'infection pour le foyer rétro-péritonéal.

Appliquée deux fois, cette manière de pratiquer

l'extirpation des tumeurs du rein a donné un succès complet.

Péan.

Tumeurs malignes du rein. — I. TRAITEMENT CHIRURGICAL. — Le cancer devant à peu près fatalement récidiver, toute opération radicale est inutile et ne doit pas être tentée.

II. TRAITEMENT PALLIATIF. — On se bornera donc à un traitement palliatif, tonique et réparateur, à conseiller l'air pur, le séjour à la campagne.

Contre la douleur, narcotiques *intus et extra*.

Contre l'extension du mal, employer les révulsifs énergiques sur le point malade.

Contre les hématuries, recourir aux styptiques à l'intérieur, au froid à l'extérieur sous forme de vessies de glace.

La *rétention d'urine*, pouvant résulter de la formation de caillots dans l'urètre ou la vessie, sera combattue en cherchant à provoquer l'expulsion de ces caillots en poussant doucement des injections d'eau tiède.

Tuffier.

Tumeurs bénignes. — Ablation du rein, si le tissu tout entier de la glande est envahi par le processus pathologique.

Résection de la tumeur en respectant le parenchyme, dans les cas de tumeurs bien localisées.

Tumeurs malignes. — L'opération est absolument contre-indiquée, chez l'enfant, dans les cas de cachexie prononcée avec apparition de ganglions en des points éloignés.

Dans les cas moyens, on pourra tenter la néphrectomie, soit par la voie lombaire qui est la méthode de choix, soit par la voie transpéritonéale, réservée aux tumeurs volumineuses.

Quénu.

Tumeurs malignes du rein. — *Chez les enfants,* les affections très graves ont généralement une marche rapide.

La néphrectomie offre peu de chances de succès et alors même que l'enfant résiste au traumatisme, la récidive ne se fait guère attendre.

Chez l'adulte, bien qu'on ait souvent déconseillé l'ablation des tumeurs malignes du rein, l'extirpation précoce peut donner de bons résultats et se trouve d'autant plus indiquée que la marche de l'affection a été lente.

La voie transpéritonéale est infiniment supérieure ; elle permet seule une opération large et au besoin l'extirpation des ganglions ; aussi faut-il lui reconnaître une grande supériorité.

L'incision latérale n'offre aucun avantage sur l'incision médiane.

Comby.

Tumeurs du rein chez l'enfant. — Contre le kyste : ponction, suivie d'injection iodée de sublimé au 1/1000 ou de chlorure de zinc à 5 p. 100.

Contre la douleur, dans les tumeurs solides, employer les révulsifs, les bains, les narcotiques.

TUMEURS DU TESTICULE.

E. Schwartz.

Tumeurs solides du testicule (fibrome, enchondrome). — Le seul traitement est la castration, faite le plus tôt possible, dès qu'on aura reconnu la nature de la tumeur.

La généralisation n'en reste pas moins à craindre, surtout chez les enfants.

TUMEURS DE L'URÈTRE.

Bouilly.

Attirer la tumeur en dehors, à l'aide des pinces à griffes, puis sectionner le pédicule à l'aide du thermocautère.

Détruire le point d'implantation, afin d'éviter la récidive.

TUMEURS URINEUSES.

Voir *Abcès urineux*, p. 9 et *Infiltration d'urine*, p. 73.

TUMEURS DE LA VESSIE.

Félix Guyon.

Tumeurs douloureuses de la vessie. — Il est impossible d'enlever la totalité de la tumeur, qui le plus souvent siège sur le bas-fond vésical.

L'enlèvement partiel suffit à calmer des symptômes graves : hématurie et douleur.

Chez l'homme, choisir la voie hypogastrique ; chez la femme, la voie vaginale.

Les résultats satisfaisants démontrent que la suppression de la vessie, au point de vue fonctionnel, est capable d'exercer une action immédiate sur la douleur et l'hématurie.

Tuffier.

I. Traitement palliatif. — Il comprend l'incision

et le drainage de la vessie, dans le but de combattre l'hématurie et la douleur.

On obtient ce résultat soit par la taille hypogastrique, soit, en créant chez l'homme, une boutonnière périnéale, ou chez la femme une boutonnière vésico-vaginale.

Les résultats opératoires sont à peu près les mêmes, mais la voie hypogastrique a le grand avantage de permettre de transformer sur-le-champ une opération palliative en une opération curative.

Chez la femme pourtant, l'incision par le vagin offre moins de dangers et sera la méthode de choix.

II. TRAITEMENT CURATIF. — Le seul traitement radical à apporter contre les tumeurs vésicales, c'est l'extirpation.

La voie urétrale, rendue parfois possible au moyen de l'endoscopie, ne peut être employée qu'exceptionnellement. Chez la femme pourtant, étant donnée la brièveté du canal, elle peut être utile si la tumeur est démontrée unique et de volume moyen.

La voie périnéale est de plus en plus abandonnée : elle ne permet d'aborder que difficilement la vessie profondément située, ne permet pas de voir les lésions et limite trop le champ opératoire.

La taille hypogastrique est donc la méthode de choix, qu'elle soit simple ou compliquée de *symphyséotomie* ou de *résection du pubis*.

Lorsque la tumeur aura été mise à nu, il faudra l'extirper, et c'est là le second temps de l'opération. On a tour à tour employé l'arrachement, le curettage, la cautérisation, l'ablation au bistouri.

Si la tumeur est pédiculée, l'incision au bistouri du pédicule avec suture consécutive de la muqueuse et des différentes tuniques excisées, est le procédé d'élection.

Si la tumeur est implantée par une large base, l'extirpation, suivie de dissection des parois vésicales, doit être employée de préférence.

III. Indications du traitement. — Il faut en principe opérer une tumeur, dès que le diagnostic est confirmé.

Le traitement curatif devra être recherché, lorsque la tumeur est encore peu développée, et que l'appareil rénal fonctionne bien.

Lorsque les lésions sont trop avancées, le traitement purement palliatif sera d'abord essayé.

Bazy.

Toute tumeur peut être opérée; un grand nombre de tumeurs doivent être opérées.

I. Indications. — Les indications sont : la douleur, les envies fréquentes d'uriner, les hématuries, la rétention d'urine.

II. Manuel opératoire. — Pour l'opération, la voie hypogastrique est la meilleure.

Quant au mode opératoire, on doit donner la préférence à l'exérèse totale de la tumeur au bistouri, et cette exérèse peut s'étendre à tous les points des parois vésicales.

Quel que soit le siége du néoplasme, il n'est pas nécessaire de toucher à la ceinture osseuse du bassin, pas plus qu'on ne le fait dans les laparotomies pour lésions des annexes ou dans les hystérectomies. C'est une complication opératoire inutile et dangereuse : la section de l'un ou des deux muscles droits suffit toujours.

L'inversion est quelquefois utile.

La suture des bords de la perte de substance résultant de l'ablation du néoplasme doit être faite autant que possible; mais la rapidité de l'opération et le siège urétéral de la perte de substance nécessitent parfois une suture incomplète.

Il pourra être utile, pour la rapidité et la sécurité de l'opération, de laisser des pinces à demeure et de faire le tamponnement de la vessie.

La suture de la vessie est recommandable toutes les fois qu'elle peut être faite.

Albarran.

Les tumeurs de la vessie relèvent, au point de vue du traitement, de la thérapeutique générale des néoplasmes : toute tumeur étant maligne ou pouvant le devenir, doit être opérée.

Suivant le cas, on se bornera à un simple traitement palliatif ou bien on entreprendra une opération radicale, susceptible de guérir le malade.

La guérison ne peut s'espérer que si l'on a réussi à extirper complètement les parties malades. La présence de ganglions plus ou moins éloignés du point malade est une contre-indication formelle.

La taille hypogastrique longitudinale, suivant le procédé de M. le professeur Guyon, sera d'une manière générale applicable au traitement des tumeurs pédiculées de la vessie et elle est préférable à toute autre méthode pour le traitement palliatif.

En principe, on doit préférer, quand elle est possible, la réunion immédiate de la plaie vésicale à la réunion secondaire.

La guérison est plus rapide et la cicatrisation de la plaie vésicale est plus solide.

On ne tentera pourtant la réunion primitive que si l'hémostase a pu être faite d'une façon satisfaisante.

Dans tous les cas, il est toujours prudent de laisser après la taille une sonde à demeure telle que celle de Pozzi.

Tumeurs sessiles de la vessie. — Pour les tumeurs sessiles, après avoir pratiqué la taille hypogastrique longitudinale, on pourra continuer l'opération de deux manières, pourvu que la tumeur soit limitée à la vessie et les ganglions non engorgés :

1° *Tumeurs siégeant au-dessus des uretères.* — On aura recours à la résection de la vessie, en s'aidant au besoin d'une incision transversale d'un ou de deux muscles droits au-dessus de la symphyse pubienne.

2° *Tumeurs siégeant en arrière des uretères* ou bien cachées par la paroi antérieure du pubis. — On aura recours soit à la résection partielle de la symphyse pubienne, soit à la *symphyséotomie*, ainsi que je l'ai pratiquée dans deux cas.

Épithéliomes de la vessie. — La résection totale de la vessie n'est indiquée que dans les cas d'épithéliomes multiples, n'ayant pas dépassé dans leur développement la couche musculaire et lorsque la résection partielle se montre insuffisante.

Les indications de la résection totale seront donc extrêmement rares.

URÉMIE.

Potain.

Le traitement de l'urémie comprend deux objets : le traitement de la néphrite et le traitement de l'intoxication.

Néphrite. — Appliquer le traitement classique (1).

Intoxication urémique. — I. Régime. — Il

(1) Voy. *Néphrite*, p. 119.

n'est pas en notre pouvoir d'empêcher les substances toxiques de s'accumuler; mais nous pouvons les supprimer, en les empêchant de s'introduire dans l'économie par les viandes et les autres aliments.

Le lait est le meilleur médicament à employer dans ce cas. Sous son influence, la dyspnée urémique disparaît.

Lorsque le lait n'est pas supporté, on peut donner d'autres aliments, tels que la viande de porc frais.

II. TRAITEMENT. — Si les substances toxiques sont accumulées dans l'organisme, il faut les en chasser, en employant des purgatifs drastiques énergiques, le jalap, la scammonée, l'eau-de-vie allemande, le calomel, qui peuvent arrêter des phénomènes d'intoxication déjà très accentués, et même enrayer ou faire disparaître l'état comateux.

Chez les sujets robustes, dont la masse sanguine est suffisante pour qu'une certaine quantité de sang puisse être retirée sans inconvénients, la saignée est un excellent moyen de lutter contre l'intoxication urémique.

Ch. Bouchard.

L'accumulation de matières toxiques dans l'économie, la désassimilation, la sécrétion du foie, l'alimentation, les putréfactions intestinales, en un mot l'insuffisance des oxydations, donnent un certain nombre d'indications thérapeutiques.

Dans l'urémie, il faut par exemple préconiser les inhalations d'oxygène.

A cela, on ajoutera les diurétiques, le lait en première ligne, l'antisepsie intestinale, la saignée contre les accidents menaçants.

Jaccoud.

Dyspnée urémique. — I. TRAITEMENT. — La saignée est indispensable et procure, dans la dyspnée urémique, des résultats que ne peuvent donner les ventouses et les sangsues.

Le premier point est d'agir vite, quels que soient l'âge et l'état de santé du malade.

Comme auxiliaires de ce traitement, on emploiera les purgatifs drastiques :

> Eau-de-vie allemande........ }
> Sirop de nerprun............ } āā 20 grammes.

A prendre dans du café.

Inhalations d'oxygène à hautes doses : 50 à 60 litres par 24 heures.

Injections sous-cutanées de caféine et d'éther.

II. RÉGIME. — Comme régime, dans tous les cas, on doit ordonner le lait.

Dieulafoy.

I. RÉGIME. — Régime lacté.

II. TRAITEMENT GÉNÉRAL. — Traitement de la néphrite chronique.

III. TRAITEMENT LOCAL. — En présence d'accidents graves, prescrire des *inhalations d'oxygène* et pratiquer sans tarder une *saignée générale* de 300 à 400 grammes. Recommencer cette saignée, le jour même, le lendemain et les jours suivants s'il y a lieu.

La *transfusion du sang* est inoffensive et semble au contraire avoir une influence salutaire.

Éviter les purgatifs violents.

Prescrire des lavements tièdes, répétés plusieurs fois par jour et y ajouter 250 grammes d'une infusion diurétique d'uva ursi, additionnée de 50 grammes de lactose et d'une demi-cuillerée de vin diurétique de Trousseau.

Ne pas appliquer de vésicatoire.

Réserver les injections de morphine contre la dyspnée.

Se souvenir que les médicaments, mal éliminés par le rein malade, peuvent produire des phénomènes d'intoxication.

Lancereaux.

Le meilleur moyen de combattre le syndrome urémie n'est pas de lui opposer des antidotes, mais de chercher à rétablir la fonction rénale par l'emploi des diurétiques.

Lorsque cette fonction ne répond plus à l'action médicamenteuse, stimuler les voies d'élimination qu'emploie la nature (fonctions gastro-intestinales et cutanées).

En pareil cas, prescrire les purgatifs drastiques et les frictions sur la peau.

Prescrire 3 à 6 pilules composées de :

Poudre de scille...............	
— scammonée,........	ãã 0,05 centigr.
— feuilles de digitale..	

F. s. a. 20 pilules.

Les pilules provoquent souvent de la diarrhée.

La diarrhée ainsi produite est utile ; c'est un mode d'élimination des substances toxiques. La diarrhée, chez les urémiques, doit être respectée ; il faut même savoir la faire naître, lorsqu'elle ne se montre pas spontanément.

Quand l'urémie a cessé, il reste à chercher à modifier les tissus altérés. Alors la médication varie suivant que ce sont les tissus conjonctivo-vasculaires ou les tissus épithéliaux qui sont en jeu. Dans le premier cas, c'est l'iodure de potassium qui doit être préféré; dans le second, c'est la cantharide qui donne les meilleurs résultats.

J'ai été conduit à faire usage de cette substance à cause de son action certaine sur les épithéliums rénaux. J'ai vu, à plusieurs reprises, une diurèse abondante suivre l'administration de la cantharide et des anasarques, qui avaient résisté à tous les diurétiques, disparaître rapidement sous l'influence de ce médicament.

Ferrand.

Urémie délirante. — Les bromures, à la dose 4 grammes par jour, constituent le médicament de choix.

Le chloral est utile, mais on évitera son action irritante sur la muqueuse intestinale, en lui donnant le lait pour véhicule.

Urémie convulsive. — Préparations de belladone, de valérianate de zinc et surtout de bromhydrate de cicutine, le brome agissant sur l'élément nerveux central, la cicutine sur l'élément nerveux périphérique.

Urémie comateuse. — Il faut agir avec réserve.

On évitera les sels ammoniacaux et on utilisera surtout les substances aromatiques, en particulier le camphre qui produit une excitation salutaire sur la circulation périphérique.

A côté de cette médication symptomatique, dirigée contre les accidents nerveux, il faut établir une médication étiologique, en provoquant la diurèse.

Les diurétiques de choix sont l'eau simple, les tisanes et surtout le lait, seul ou coupé d'eaux alcalines, puis les sels neutres : bicarbonate ou sulfate de soude à des doses altérantes.

Éviter l'emploi des essences et du vin blanc, qui congestionnent le rein.

La pilocarpine doit être utilisée avec réserve : elle provoque fréquemment des hématuries, aussi doit-on cesser son emploi, dès que l'urine contient quelques hématies.

Bains de vapeur; fumigations; frictions cutanées. Oxygénation du sang au moyen des chlorures, des hypophosphates et des inhalations d'oxygène.

Henri Huchard.

Prescrire :

Nitrate de pilocarpine.............	5 milligr.
Résine de scammonée..........	
— de jalap................	ãã 5 centigr.
Extrait de scille.............	

F. s. a. une pilule; en prendre 3 ou 4 par jour.

La pilocarpine est contre-indiquée, lorsque le muscle cardiaque est dans un état de dégénérescence avancée.

Merklen.

1° Éviter l'exposition au froid, qui réduit au minimum l'émonctoire urinaire ;

2° Soustraire ou neutraliser les principes toxiques retenus dans le sang.

I. RÉGIME. — Comme aliment exclusif, le lait, qui agit alors comme diurétique.

Boissons fraîches.

II. TRAITEMENT INTERNE. — Lavements froids.

Produire une révulsion répétée de la région lombaire, à l'aide de ventouses et de cataplasmes sinapisés.

N'employer la digitale qu'avec réserve, à cause de l'imperméabilité du rein ; elle ne réussit que quand il existe des troubles cardiaques, associés à la maladie rénale, et que celle-ci n'est pas trop avancée.

La caféine et la scille procurent parfois de bons résultats.

Par contre, proscrire les sels de potasse, à cause de leur toxicité.

La saignée convient contre l'*urémie aiguë* avec complication d'*éclampsie*.

L'hydrate de chloral, donné par la bouche ou par la voie rectale, est également indiqué, à la dose de 1 à 3 grammes, suivant l'âge.

Pour combattre la *dyspnée*, qui est une des complications les plus rebelles, provoquer une révulsion favorable, par les ventouses sèches, les cataplasmes sinapisés sur le thorax.

L'éther en inhalations et surtout en injections sous-cutanées, les inhalations d'oxygène réussissent dans quelques cas.

Pour remédier aux *vomissements urémiques*, prescrire avant les repas, soit deux gouttes de créosote dans une cuillerée d'eau, soit deux gouttes de teinture d'iode dans la même quantité de véhicule.

L'eau oxygénée, en s'opposant à la putréfaction stomacale, semble également efficace.

J. Comby.

Urémie chez l'enfant. — I. Régime. — Régime lacté.

II. Traitement. — En présence d'accidents graves (coma, convulsions), pratiquer la saignée au pli du coude et retirer de 150 à 200 grammes de sang.

Inhalations d'oxygène (30 à 40 litres par jour).

Purgatifs drastiques (scammonée : 50 centigrammes à 1 gramme, dans du lait).

Donner, si besoin, le lavement suivant :

Follicules de séné............	10	grammes.
Sulfate de soude..............	10	—
Eau bouillie..................	150	—

Après la crise, continuer le régime lacté, donner
des ventouses sèches, frictionner avec de la laine
imbibée de térébenthine ou d'alcool.

URÉTÉRITE ET PÉRIURÉTÉRITE.

Bouilly.

Il n'y a lieu d'intervenir, par un traitement chirurgical, que s'il existe des signes de suppuration du
côté des reins.

Suivant le cas et en se guidant sur l'état des reins,
on pratiquera la *néphrotomie* ou la *néphrectomie*,
avec ablation de la portion de l'uretère correspondant.

Tuffier.

1° S'efforcer de lutter contre les infections ascendantes, en traitant les lésions vésicales.

Antisepsie urinaire par l'ingestion de substances
antiseptiques (biborate de soude).

Le cathétérisme de l'uretère et les lavages intra-
urétéraux peuvent, dans un avenir prochain, rendre
des services.

2° Si l'affection est d'origine descendante, c'est
surtout au rein que s'adressera le traitement.

D'une manière ou d'une autre, ce n'est qu'indirec-
tement que nous pouvons agir sur l'uretère.

URÉTRITE BLENNORRAGIQUE.

Félix Guyon.

Le nouveau mode de traitement de l'urétrite blennorragique chez l'homme, institué par M. le docteur Paul Janet, à l'hôpital Necker, est d'une efficacité à peu près absolue et permet de désinfecter très rapidement le canal, dans les différentes phases de la blennorragie.

Ce traitement a pour base des lavages de l'urètre au permanganate de potasse, effectués d'après une certaine technique particulière, qui donne à cette méthode un caractère personnel et nouveau.

I. Description de l'appareil employé. — L'instrument, qui sert au lavage, se compose d'un récipient quelconque, tel que le bock à injections vaginales, auquel peut s'adapter à sa partie inférieure, au moyen d'une tubulure ménagée dans la paroi à cet effet, un tube en caoutchouc de 2 mètres de long, interrompu, en son milieu, par un robinet et terminé par une canule de 9 centimètres de long et 15 millimètres de diamètre ; l'une des extrémités à bout olivaire s'introduit dans le tube de caoutchouc, tandis que l'autre effilée n'a guère que 2 ou 3 millimètres de diamètre et peut s'introduire directement dans l'urètre.

Suivant que l'on veut laver l'urètre antérieur ou la vessie, placer plus ou moins haut le siphon : à 60 centimètres pour l'urètre antérieur ; à 1ᵐ,50 pour l'urètre postérieur et la vessie.

Les lavages seront faits de préférence à une température de 35°.

La quantité de liquide injecté à chaque séance sera de un litre à un litre et demi.

On fera chaque jour un lavage, sans aucune interruption, lorsqu'il s'agira d'une chaude-pisse à la période répressive.

Comme abortif, on aura recours à des lavages, espacés de douze en douze heures.

Le titre de la solution à employer varie entre 1/4000 et 1/1000. On commencera d'abord avec les doses faibles (1/4000), en augmentant peu à peu suivant l'état d'amélioration du canal.

La solution de permanganate de potasse doit être faite dans l'eau distillée pure.

II. MANUEL OPÉRATOIRE. — Faire coucher le malade sur un lit à spéculum, au-dessus duquel se trouve placé le bock irrigateur, à hauteur convenable.

Dans l'intervalle des lavages, les canules doivent baigner dans une solution antiseptique, puis être essuyées au moment de s'en servir, à l'aide de compresses de sublimé.

1° *Lavage de l'urètre antérieur.* — Placer le bock à 60 centimètres au-dessus du méat.

Faire uriner le malade, qui a dû rester au moins deux heures sans uriner; le jet d'urine a pour but de balayer le pus et de l'empêcher d'être refoulé vers l'urèthre postérieur.

Prendre la verge au voisinage du gland, entre le médius et le pouce de la main gauche, puis de la main droite prendre entre 3 doigts le tuyau de caoutchouc, au-dessus de la canule, afin de pouvoir à volonté ralentir le jet du liquide par une simple pression.

Faire l'antisepsie du méat et du gland, en dirigeant d'abord le liquide sur eux.

Écarter les lèvres du méat, introduire la canule qui obture ainsi le méat, puis, l'urètre étant rempli, presser sur le tube de caoutchouc de la main droite et retirer un peu le liquide.

Le liquide introduit ressort et, par des mouvements semblables de va-et-vient de la canule, obturant et débouchant alternativement le méat, le lavage continue.

Il faut en moyenne 4 ou 5 minutes pour faire passer un litre de liquide.

2° *Lavage de l'urètre postérieur.* — Placer le bock à 1^m,50 au-dessus du méat.

Antisepsie préalable du gland et du méat, comme précédemment. Laver tout d'abord pendant quelques minutes l'urèthre antérieur. Ceci fait, introduire la canule dans le méat qu'elle obture; puis faisant respirer largement le malade, en l'invitant à ne pas faire d'efforts, on fait pénétrer le liquide dans l'urètre postérieur et la vessie.

Bientôt le malade sent le besoin d'uriner.

A ce moment, interrompre l'arrivée du liquide, en retirant la canule, presser sur le caoutchouc; laisser uriner le malade, tout en comprimant le gland à plusieurs reprises, pendant que le malade urine, afin d'assurer la tension du canal.

Le lavage de la vessie sera recommencé ainsi plusieurs fois, dans la même séance, avec les mêmes précautions.

L'opération terminée, laisser sur le méat un petit tampon de ouate hydrophile, imbibée de permanganate.

III. DIRECTION DU TRAITEMENT. — 1° En présence d'une urétrite, commencer par chercher si elle est spécifique. Le microscope permet de reconnaître le gonocoque dans l'écoulement d'un blennorragique.

2° Rechercher l'étendue de l'urétrite.

On reconnaît aisément si l'urètre postérieur est infecté, en faisant uriner le malade dans deux verres. Le premier jet balaie l'urètre et contient des filaments. Si le second verre en est exempt, on a à faire à une inflammation de l'urètre antérieur, sinon c'est que l'urètre postérieur est atteint.

Dans le doute, il n'y a aucun danger à laver les deux urètres.

3° Rechercher et traiter les complications ; la cystite et l'orchite ne contre-indiquent les lavages qu'à leur période aiguë.

4° On peut affirmer que la guérison est complète lorsqu'on ne voit plus de gonocoques dans les sécrétions matinales.

Afin d'être sûr de la guérison complète, il faut faire la réaction par le nitrate d'argent ou par le sublimé : un lavage avec ces liquides fait réapparaître avec plus d'abondance les gonocoques, s'il en existe encore. Dans le cas contraire, on peut affirmer la guérison. On peut aussi faire prendre au malade, la veille du jour où l'on doit examiner son écoulement, plusieurs bocks de bière, ce qui donnera lieu à la même réaction.

En moyenne, il faut 12 à 15 lavages pour un traitement abortif, huit à dix dans les autres cas.

5° Toute médication interne est inutile avec ce traitement, ou peut même être nuisible.

Alfred Fournier.

Pour que le traitement de l'urétrite blennorragique réussisse, il doit remplir certaines conditions, à savoir :

1° Les *balsamiques* ne seront donnés qu'à la période de décroissance de l'affection.

2° La dose en devra être convenable et ne pas dépasser 16 à 30 grammes par jour pour le cubèbe, 6 à 12 pour le copahu ou mieux à la dose de 10 grammes de cubèbe pour 3 de copahu, réunis dans un même opiat.

3° L'usage en devra être continué suffisamment longtemps, au moins 8 à 10 jours après la disparition complète de l'écoulement, tout en diminuant peu à peu la dose quotidienne du remède.

S. Duplay.

I. TRAITEMENT ABORTIF. — Injections de nitrate d'argent au 30° ou au 60°.

Balsamiques à hautes doses (cubèbe, 50 grammes; copahu, 20 grammes).

II. TRAITEMENT MÉTHODIQUE. — 1° *Au début.* — Tisanes émollientes (orge, chiendent, graine de lin), additionnées de bicarbonate de soude.

2° *A la période aiguë.* — Grands bains; balsamiques, à petites doses.

Contre les érections, lavement à l'opium.

Remplacer les tisanes délayantes du début par l'eau de goudron, la tisane de bourgeons de sapins, ou celle d'uva ursi.

3° *A la période de déclin.* — Balsamiques et antiblennorragiques.

Copahu, 6 à 12 grammes par jour; cubèbe, 16 à 30 grammes. Ce dernier est moins efficace.

Injections de nitrate d'argent.

III. HYGIÈNE SPÉCIALE. — Continence absolue.

Éviter les mets épicés (huîtres, asperges, bière, vins blancs, champagne, liqueurs, café).

Éviter la fatigue musculaire. Port d'un suspensoir.

Recommander au malade de ne pas porter ses doigts à ses yeux par crainte d'une transmission.

Aud'houi.

On obtient de bons résultats, dans les urétrites blennorragiques aiguës ou chroniques, au moyen des injections suivantes, répétées deux ou plusieurs fois par jour :

Eau distillée de rose............	100 grammes.
Eau distillée de laurier-cerise...	100 —
Sulfate de zinc....................	50 cent.
Antipyrine......................	5 grammes.

Mauriac.

I. TRAITEMENT ABORTIF. — Le traitement abortif n'est indiqué que dans les premières heures du début de la blennorragie.

Pratiqué plus tard, il expose à une fausse guérison et peut être dangereux.

Une injection, convenablement faite avec une solution de nitrate d'argent au 25° ou au 30°, donne les meilleurs résultats.

Jusqu'au moment de la phase de maturité, il faut s'abstenir de tout traitement.

Conseiller l'hygiène, les bains, prescrire les boissons diurétiques.

Recommander la continence.

Défendre les vins et liqueurs, bière, etc.

A l'état de maturité, on fera cesser les bains; régime sévère.

Balsamiques (cubèbe, copahu).

Cubèbe en poudre................	40 grammes.
Copahu	30 —
Essence de menthe..............	q. q. gouttes.
Magnésie calcinée..............	q. s.

pour obtenir une pâte facile à réduire en poudre.

A prendre, 4 à 5 fois par jour, dans du pain azyme, gros comme une noisette.

Chez les sujets forts, on devra donner d'emblée la dose massive.

Chez les sujets débiles, on ira progressivement.

Si, au bout de quatre ou cinq jours, l'effet curatif désiré n'est pas obtenu, on suspendra les balsamiques pour commencer les injections astringentes.

Le sulfate de zinc mérite la première place.

La formule classique, celle de Ricord, est la suivante :

Eau de roses.....................	200	grammes.
Sulfate de zinc...................	1	—
Acétate de plomb...............	2	—
Teinture de cachou...........	} ãã 3	—
Laudanum de Sydenham.....		

Ne faire l'injection qu'une heure ou une demi-heure après avoir uriné; garder l'injection dans le canal, trois ou quatre minutes.

Si la guérison se fait attendre, c'est qu'on aura eu recours trop tôt au traitement répressif; et l'on devra alors reprendre les balsamiques.

Bouilly.

I. Traitement abortif. — Le traitement abortif de la blennorragie est peu recommandable.

II. Traitement méthodique. — Le traitement véritablement efficace est le traitement méthodique, comprenant un certain nombre de préceptes suivant l'époque de la maladie.

1° Observer rigoureusement l'hygiène et le régime des blennorragiques.

2° Laisser couler, tant que dure la période aiguë, en se contentant de faire prendre au malade des boissons délayantes en grande quantité et des bains prolongés tous les jours ou tous les deux jours. Combattre les érections nocturnes par l'opium et les lavements laudanisés.

3° Appliquer la médication suppressive, dès que le mal arrive à sa période de déclin, soit par l'emploi des balsamiques (cubèbe, copahu, santal), soit par les injections modificatrices (nitrate d'argent 1/2000°, sulfate de zinc, permanganate de potasse).

Répéter l'injection trois fois par jour et continuer à dose décroissante, pendant huit ou dix jours, après suppression complète de l'écoulement.

S. Pozzi.

Urétrite dans la vaginite blennorragique. — Les crayons d'iodoforme (beurre de cacao et iodoforme) dans l'urètre et légèrement écrasés, en pressant sur l'urètre à l'aide du doigt introduit dans le vagin, rendent de grands services dans l'urétrite chronique.

Le copahu, le cubèbe sont mal supportés par les femmes.

L. Jullien.

I. TRAITEMENT ABORTIF. — Prescrire :

    Nitrate d'argent...................... 1 gramme.
    Eau distillée.......................... 30   —

Faire une injection, à l'aide d'une seringue Langlebert à jet rétrograde.

II. TRAITEMENT DE L'ÉCOULEMENT BIEN ÉTABLI. — Prescrire les injections suivantes :

    N° 1. Eau de chaux............. 50 grammes.
          Eau distillée............. 150   —

    N° 2. Sublimé corrosif.........   3 cent.
          Eau distillée............. 150 grammes.

    N° 3. Salicylate de mercure.....   6 cent.
          Bicarbonate de soude.....   1 gramme.
          Eau distillée............. 150   —

    No 4. Résorcine................;   3 grammes.
        Eau distillée...;..........   150   —

    No 5. Créoline.................   1gr,50
        Eau distillée.............   150 grammes.

    N° 6. Pyridine................   50 cent.
        Eau distillée............   150 grammes.

Ces injections doivent être renouvelées souvent,
toutes les deux heures si possible, notamment après
chaque miction.

Au voisinage de 40°, les injections sont plus actives.

III. TRAITEMENT DE L'ÉCOULEMENT SANS DOULEUR. —
Quand il n'existe plus de douleur, que l'écoulement
est presque tari, on peut prescrire les balsamiques :

    Cubèbe fraîchement pulvérisé...   80 grammes.
    Copahu...........................   40   —
    Essence de menthe................   q. q. gouttes.

3 fois par jour, en se mettant à table, on prendra
dans de l'hostie mouillée, gros comme une muscade.

L'opiat ainsi composé est la meilleure préparation. Pourtant on devra, si l'écoulement se prolonge,
varier, prendre du santal, du kava kava.

Si l'écoulement persiste, voici quelques-unes des
formules qui réussissent le mieux en injections.

    No 1. Sous-nitrate de bis-
        muth, de..........   5 à 10 grammes.
        Eau distillée.........   150   —

    N° 2. Salicylate de bismuth,
        de...................   5 à 10 grammes.
        Vaseline liquide.......   150   —

    No 3. Sulfate de quinine........   1 gramme.
        Sous-nitrate de bismuth...   5   —
        Gomme....................   10   —
        Glycérine   30   —
        Eau de rose..............   120   —

Nᵒ 4. Salicylate de bismuth, de.   5 à 10 grammes.
         Résorcine..............   3   —
         Iodol   1   —
         Vaseline liquide........   150   —

Nᵒ 5. Sulfate de zinc.......... ⎫
         —   cuivre....... ⎬ ãã 20 à 50 cent.
         —   fer.......... ⎭
         Eau distillée..........   150 grammes.

Nᵒ 6. Acide citrique.................   90 cent.
         — salicylique.............   3   —
         Eau distillée.................   150   —

En injections, deux fois par jour, matin et soir.

F. Dreyfous.

Le salol donné dans la blennorragie, soit seul,
soit associé aux balsamiques, à la dose de 5, 7 ou
même 8 grammes, produit une modification de
l'écoulement blennorragique.

Balzer.

1ᵒ Prendre, entre les repas, une limonade au citron, dans laquelle on mettra, pour un litre, l'un des
paquets suivants :

Salicylate de soude..............   10 grammes.
Bicarbonate de soude...........   30   —
Sucre en poudre................   60   —

Pour un paquet.
2ᵒ Prendre aux repas huit à dix bols par jour de
l'opiat suivant :

Copahu....................... ⎫
Cubèbe....................... ⎬ ãã 30 grammes.
Sous-carbonate de fer..........   2   —
Salicylate de soude............   15   —
Sirop de coings................   q. s.

URÉTRITE CHRONIQUE.

Félix Guyon.

I. Régime. — Suivre un régime hygiénique sévère. Proscrire les épices, les salaisons, les viandes faisandées, les asperges et surtout les coquillages, les crustacés, les poissons de mer.

Défendre la bière, les liqueurs, le champagne, les vins fins.

Hygiène de la peau, frictions stimulantes; bains de courte durée, additionnés d'eau de lavande ou bien de :

Sous-carbonate de soude....... 250 grammes.

Bains sulfureux; hydrothérapie.

Éviter la fatigue, les excès; recommander l'exercice. Hygiène sexuelle.

Régime fortifiant; arsenicaux, huile de foie de morue créosotée.

II. Traitement local. — 1° *Injections astringentes.* — L'opération se fait en deux temps.

La moitié de l'injection est d'abord poussée dans l'urètre, puis, en lâchant le méat, on lui permet de s'échapper.

La seconde moitié est alors introduite et doit être gardée deux à trois minutes, tandis qu'à l'aide de frictions douces on la répartit dans tout l'urètre antérieur.

2° *Cautérisations par les instillations de nitrate d'argent* au 50° ou même au 30°, 20°, 10°.

Du Castel.

I. Traitement interne. — Il n'a pas grande action sur l'urétrite chronique.

Les balsamiques peuvent pourtant être utiles, mais ils doivent alors être administrés, non pas à hautes doses, mais en petite quantité et pendant longtemps.

II. TRAITEMENT LOCAL. — Les topiques portés directement sur la muqueuse, les bougies médicamenteuses, conviennent plutôt à la blennorragie aiguë.

Les lavages, les injections ou les instillations constituent les moyens vraiment efficaces.

Le lavage est peut-être plus utile, mais son application est plus difficile. Il est bon de n'employer que des solutions antiseptiques peu concentrées. Les injections dites de Ricord, aux trois sulfates, sont les plus usuelles.

Les instillations constituent le meilleur mode d'application des substances médicamenteuses. Avec le nitrate d'argent en solution au cinquième, on obtient d'excellents résultats.

URÉTROTOMIE EXTERNE.

A. Verneuil.

Le fer rouge donne une extrême facilité pour la pratique de l'urétrotomie externe. On a ainsi le grand avantage d'avoir une diérèse antiseptique.

Laisser une sonde à demeure dans la vessie, au moyen de laquelle, trois ou quatre fois par jour, on fera dans la vessie des injections d'eau phéniquée à 1 p. 100.

Toutes les deux heures, pulvérisations sur la plaie périnéale.

Félix Guyon.

TECHNIQUE OPÉRATOIRE. — *Premier temps.* — Inciser sur conducteur (cathéter de Syme, cannelé sur la convexité) l'urètre sain, immédiatement en avant du point rétréci ; on arrive ainsi à l'entrée du défilé qu'il s'agit de traverser dans le deuxième temps.

Deuxième temps (Recherche du bout postérieur).

1° Écarter les tissus, afin d'agrandir le champ opératoire au moyen de deux anses de fil, à droite et à gauche, passées dans les lèvres de la plaie urétrale et confiées à un aide qui les tend, et aussi au moyen de petite bougie filiforme introduite dans l'urètre par le méat, venant sortir par l'incision périnéale, puis recourbée sur la face inférieure de la verge, de façon à écarter par une pression modérée l'angle antérieur de la plaie.

2° Rechercher le bout postérieur au moyen d'une série de petites incisions, pratiquées au bistouri exactement sur la ligne médiane, allant d'avant en arrière et de la périphérie à la profondeur.

L'incision pourra se limiter au commencement de la portion membraneuse de l'urètre, qui se trouve au ligament sous-pubien.

Troisième temps. (Cathétérisme de la portion membraneuse). — Il se pratique à l'aide d'une sonde cannelée, terminée en mince stylet boutonné et sur lequel on fera, à l'aide d'un bistouri étroit, l'urétrotomie interne de la portion membraneuse (deux petites incisions latérales, une supérieure). Respecter la paroi supérieure, à cause du plexus de Santorini.

Établissement d'une sonde à demeure, passée de la plaie périnéale dans la vessie et par son extrémité antérieure conduite de la plaie au méat.

D'une manière générale, la suture de l'urètre et du périnée est préférable.

URÉTROTOMIE INTERNE.

Félix Guyon.

1° Lorsqu'on a affaire à un rétrécissement dur, résistant du méat et de la portion pénienne, surtout à un rétrécissement cicatriciel ;

2° Dans les cas de fausses routes, d'incontinence d'urine ;

3° Lorsqu'il existe des complications telles que rétention d'urine, lésions rénales anciennes, cystites;

La dilatation devient insuffisante et doit être remplacée par l'urétrotomie.

L'urétrotomie interne est elle-même insuffisante, lorsqu'il y a infiltration d'urine ou des fistules périnéales.

Bouilly.

INDICATIONS. — L'urétrotomie interne est indiquée :

1° Dans les rétrécissements du méat et de la fosse naviculaire;

2° Dans les rétrécissements traumatiques franchissables ;

3° Dans les rétrécissements inflammatoires, difficiles à franchir ou compliqués de fausses routes ;

4° Quand il y a des complications rénales ou vésicales ;

5° Quand le cathétérisme donne lieu à des accès de fièvre ;

6° Quand il y a rétention ou infiltration d'urine ;

7° Dans les rétrécissements irritables, où la dilatation du canal ne peut être amenée au-dessus d'un certain numéro insuffisant;

8° Dans les rétrécissements élastiques, où la dilatation rapide du canal est bientôt remplacée par une rétraction des parois et la perte de tout bénéfice.

URINES (Examen des).

Félix Guyon.

Les différentes lésions de l'appareil urinaire se traduisent presque toujours par l'apparition de sédiments urinaires qui sont d'une importance extrême au point de vue du diagnostic.

Tantôt ce sont des principes solubles qui sont ajoutés à l'urine, tantôt ce sont des particules figurées, organisées ou non, qui forment les sédiments urinaires.

L'examen des urines doit porter à la fois sur la nature physico-chimique des éléments qui entrent dans leur composition et sur l'examen histologique et bactériologique des sédiments.

I. EXAMEN PHYSICO-CHIMIQUE. — On recherchera par les réactions habituelles :

1° La réaction de l'urine ; l'urine normale est acide.

2° Sa quantité en vingt-quatre heures, sa densité.

3° Sa coloration.

4° La quantité d'urée qu'elle contient (procédé de Regnault).

5° La présence du sucre (par la réaction de Fehling).

6° La présence de l'albumine (par les divers procédés courants en clinique).

7° La présence de l'acide urique (précipiter par HCl).

II. EXAMEN HISTOLOGIQUE. — a. Soins préliminaires pour recueillir l'urine :

Pour un examen simple, il n'y a pas de précautions

spéciales ; dans certains cas, laver au préalable le gland et le méat et recueillir le liquide avec toutes les précautions aseptiques habituelles.

Pour obtenir le dépôt des sédiments pathologiques, on aura recours soit à la simple condensation par le repos, soit si l'urine est peu trouble, à la centrifugation.

Lorsque le dépôt n'est pas homogène, on en fera la sélection dans un cristallisoir de verre.

b. Sédiments urinaires : les principaux sont :

1° *Pus.* — Au microscope, on reconnaîtra aisément les leucocytes. La pyurie se rencontre dans un grand nombre de lésions des voies urinaires. Aussi, bien que la constation du pus dans les urines soit très importante, la valeur sémiologique en est essentiellement variable.

2° *Sang.* — Il constitue après le pus le plus important et le plus fréquent des sédiments. Sa valeur sémiologique est plus nette que celle de la pyurie.

La coloration des urines est plus ou moins foncée. Une urine rosée, qui sédimente bien, indique de préférence une hématurie des voies inférieures, rendue presque aussitôt ; une urine foncée indique que le sang a stagné.

Une hématurie terminale, c'est-à-dire lorsque les dernières gouttes d'urine seules sont teintées de sang, indique une origine vésicale.

Le sang peut aussi ne pas se mêler à l'urine et se présenter sous forme de caillots.

Le microscope montrera la présence d'hématies et permettra de faire le diagnostic de l'hématurie : l'urine en effet peut paraître dans diverses circonstances contenir du sang, alors qu'il n'en est rien (après l'ingestion de certaines substances végétales ou chimiques colorant les urines en rouge, rhubarbe, acide phénique, pigments biliaires).

3° *Sédiments épithéliaux.* — Ils sont de diverse nature et le microscope permettra de reconnaître à quelle variété on a affaire.

Souvent, chez la femme, les cellules sont simplement des cellules d'épithélium vulvaire (cellules larges, plates, avec petit noyau), faciles à distinguer de l'épithélium urinaire.

L'épithélium urinaire est un épithélium stratifié spécial, comprenant trois couches : 1° une couche superficielle, comprenant des cellules plates à plusieurs noyaux, 2° des cellules moyennes fusiformes, 3° des cellules de la couche profonde, rondes, petites avec gros noyau.

Ces différentes urines peuvent se retrouver isolément ou réunies dans la même urine.

La grande abondance de cellules dans les urines est un signe de néoplasme (Hallé).

4° *Cylindres urinaires.* — Ils se voient très bien par l'examen à un faible grossissement, sans addition d'aucun réactif.

Quand on n'est pas très habitué, on peut pourtant se servir pour les colorer soit de l'acide picrique, soit du réactif de Seelen Verdi (borax et acide borique en solution concentrée), soit de l'acide osmique (1 centimètre cube d'une solution d'acide osmique à 1 p. 100 avec 1 centimètre cube d'urine et 2 centimètres cubes d'eau).

Les cylindres sont purs ou composés.

Les cylindres purs sont les cylindres colloïdes et les cylindres hyalins.

Les cylindres composés sont les cylindres graisseux, les cylindres protoplasmatiques, salins, pigmentaires, épithéliaux, hématiques ou bactériens.

Les cylindres sont un signe de néphrite et ne sont autre chose que de l'albumine.

5° *Sédiments salins.* — Au microscope, on reconnaîtra, d'après la forme caractéristique de leurs cristaux, les différents sédiments salins des urines, dont les plus fréquents sont l'acide urique, l'oxalate de chaux, le phosphate ammoniaco-magnésien, le phosphate tribasique.

6° *Tumeurs*. — On peut aussi trouver dans les urines des fragments de tumeurs ; ils ont une grande valeur, au point de vue du diagnostic.

III. EXAMEN BACTÉRIOLOGIQUE. — La recherche du bacille tuberculeux est extrêmement importante dans les urines.

Les urines à bacilles tuberculeux sont en général des urines pâles, de réaction acide, à dépôt purulent finement granuleux, dans lequel l'examen histo-bactériologique simple montre de nombreux leucocytes et peu ou pas d'autres microbes.

Par double coloration, suivant les procédés habituels d'Ehrlich ou de Zeiss pour la recherche du bacille de Koch, on trouve ce bacille, mais généralement très rare.

L'examen est long et demande une recherche patiente et minutieuse.

S. Jaccoud.

Recherche de l'albumine. — I. PROCÉDÉ DE LA CHALEUR. — Vérifier la réaction de l'urine et si l'urine est alcaline, acidifier en ajoutant une goutte ou une fraction de goutte d'acide nitrique, de façon que l'urine rougisse faiblement le tournesol. L'albumine ne coagule pas sous l'influence de la chaleur dans un milieu alcalin ou trop acide.

Le précipité obtenu dans ces conditions ne doit pas se dissoudre, quand on ajoute, lorsqu'il est refroidi, un excès d'acide nitrique : il disparaît si l'on fait chauffer à nouveau le liquide.

II. Procédé de l'acide nitrique. — L'urine étant mise dans un verre à expérience, verser lentement le long des parois du verre une quantité d'acide nitrique égale au quart du volume de l'urine. Il se forme alors un disque blanchâtre caractéristique, soluble dans un grand excès d'acide nitrique.

Dans une urine non albumineuse, mais riche en urates et en urée, il se forme sous l'influence de l'acide nitrique un précipité blanchâtre résultant de la précipitation de l'acide urique du nitrate d'urée.

L'addition d'une certaine quantité d'eau ou la chaleur font disparaître ces deux réactions.

A. Robin.

L'examen des urines comprend trois points principaux :

1° Détermination des caractères physiques de l'urine (couleur, quantité, densité, odeur, aspect, consistance).

2° Examen microscopique des sédiments (cristaux, éléments anatomiques, microbes).

3° Détermination des caractères chimiques, au point de vue de leurs variations cliniques (réaction, matériaux solides, urée, acide urique, matières organiques azotées ou non azotées, pigments et chromatogènes, acides chlorhydrique, phosphorique et sulfurique, chaux, magnésie, albumine, mucus, sucre, graisse, bile, sang, etc.).

I. Caractères physiques. — 1° *Couleur*. — La couleur de l'urine peut se rapporter à des types simples et peu nombreux.

Normalement jaune, elle est, dans l'état de maladie, plus ou moins foncée et peut varier du jaune très clair au rouge brun. Plus rarement, elle est blanche (chylurie) ou bleue (cyanurie).

On recherchera également la cause de la coloration.

2° *Odeur*. — L'urine albumineuse exhale une odeur fade spéciale.

L'odeur de macération anatomique est un signe de suppuration des voies urinaires.

L'odeur sulfureuse a été signalée par Gubler dans la lymphurie.

II. Examen microscopique. — La technique de cet examen demande une étude spéciale.

III. Caractères chimiques. — 1° *Urée*. — Elle se décèle au moyen du procédé de Leconte ou du procédé de Regnault.

2° *Chlorures*. — Ils seront dosés à l'aide du procédé de Mohr, qui repose sur ce fait que les chlorures avec l'azotate d'argent donnent un précipité blanc de chlorure d'argent.

3° *Acide phosphorique*. — Il se dosera au moyen de l'acétate d'urane, ainsi qu'à l'aide de la méthode de Leconte.

4° *Acide chlorhydrique*. — Le plus simple sera d'employer la méthode dite de précipitation directe, par l'acide chlorhydrique.

5° *Phosphates, sulfates, chaux, magnésie*. — Ces éléments seront recherchés à l'aide de la méthode des dépôts, par précipitation directe :

pour les *phosphates*, procédé de Berreche ;

pour les *sulfates*, précipitation par le chlorure de baryum dans l'urine acidulée par l'acide chlorhydrique ;

pour *la chaux*, oxalate d'ammoniaque ;

pour *la magnésie*, procédé par l'ammoniaque, en éliminant au préalable les sels de chaux.

6° *Indican*. — Il se trouve par le procédé suivant Mettre dans un tube 5 centimètres cubes d'acide chlorhydrique pur, ajouter 20 gouttes d'urine au plus, chauffer lentement le tube, en agitant le liquide, sans le laisser arriver à ébullition.

Le liquide change alors de couleur et devient tantôt d'un violet très pâle, tantôt franchement violacé, tantôt bleu foncé à reflets rougeâtres, tantôt bleu noirâtre.

Si l'urine ne change pas de coloration ou devient jaune sale, c'est qu'*il n'y a pas d'indican*.

Si l'urine a une teinte violet pâle, *l'indican est diminué*.

Si l'urine a une coloration franchement violette, *il y a évidemment de l'indican*.

Quand elle est bleu foncé, *l'indican est abondant*.

Quand il se produit immédiatement un précipité pulvérulent noirâtre, *l'indican est très abondant*.

7° *Albumine*. — Verser lentement de l'acide nitrique le long de la paroi du verre qui contient l'urine.

Si l'urine est albumineuse, on voit alors se former à la partie supérieure un diaphragme opalin, blanc grisâtre, à bord inférieur quelque peu diffus, mais à limite supérieure nette et séparée par une couche d'urine transparente, d'un léger disque d'acide urique.

VAGINALITE AIGUE.

P. Reclus.

Vaginalite non suppurée. — Le traitement sera celui de l'orchi-épididymite.

La ponction est rarement indiquée.

Cependant si le liquide est trop abondant, on pourra le ponctionner ; la ponction doit en tout cas être faite avec une rigoureuse antisepsie.

L'épanchement qui se reformera inévitablement sera moindre.

Vaginalite suppurée. — Ouvrir largement ; panser et drainer.

Éviter la hernie du testicule, au moyen d'un pansement approprié.

VAGINALITE CHRONIQUE SÉREUSE.

Voir *Hydrocèle*, p. 75.

VAGINITE BLENNORRAGIQUE.

Verchère.

TRAITEMENT PAR LE BLEU DE MÉTHYLÈNE. — 1° Nettoyer le vagin avec un tampon de ouate hydrophile, imprégné de sublimé en solution au 1/1000.

2° Tamponnement soigneux du vagin et de ses culs-de-sac, à l'aide de ouate hydrophile imbibée de la solution suivante :

Bleu de méthylène...............	10 grammes.
Alcool..........................	15 —
Potasse.........................	20 cent.
Eau.............................	200 grammes.

3° Maintenir les tampons ci-dessus, en obturant le conduit vaginal au moyen d'autres tampons secs.

Le pansement doit être laissé en place durant quarante-huit heures pendant lesquelles on suspend les lavages et les injections.

Après quoi, on les retire et on lave abondamment le vagin à l'aide du sublimé au 1/1000 et on introduit dans le vagin deux tampons enduits de glycérine.

VARICOCÈLE.

Félix Guyon.

Combiner la résection du scrotum avec la double ligature du plexus variqueux. L'opération comprend trois temps :

1° Ablation d'un très large lambeau, saisi par une longue pince placée transversalement.

2° Ligature double du plexus veineux antérieur.

3° Suture des deux lèvres de l'incision cutanée.

Ce procédé donne de très beaux résultats.

Duplay.

On a le choix entre trois procédés. On agit tantôt sur le scrotum seul, tantôt sur les veines et le scrotum simultanément, tantôt sur les veines seules.

1° *Procédé agissant sur le scrotum seul.*—La résection d'un large pli, portant sur le scrotum seul, de façon à le rétrécir, à l'appliquer comme un suspensoir naturel sur les veines variqueuses, est aujourd'hui très en faveur. Je suis, en général, peu partisan de cette opération.

2° *Procédé agissant sur les veines et le scrotum.* — La résection du scrotum et d'une partie des veines variqueuses, faite au moyen du clamp d'Horteloup, convient surtout aux varicocèles énormes avec scrotum très pendant, très flaccide.

3° *Procédé agissant sur les veines seules.* — Cette méthode n'offre plus aucun danger, grâce à l'antisepsie.

Après avoir mis les veines à nu par incision, il faut isoler chaque paquet sur une étendue de 3 à 4 centimètres, mettre deux ligatures et exciser le segment ainsi compris entre les deux ligatures.

Éviter de comprendre dans les ligatures le canal déférent.

Éviter aussi, et la chose est plus délicate, d'y comprendre l'artère spermatique. Celle-ci a été souvent sectionnée et cette section entraîne presque toujours l'atrophie du testicule.

Pour un chirurgien peu habitué à cette opération, le plus prudent serait d'employer le procédé de Rigaud (de Strasbourg). On met à nu les veines et on les dénude, puis on les soulève et on les isole sur des languettes de gaze iodoformée. On panse à plat sans réunir. En trois ou quatre jours, les veines s'oblitèrent, se flétrissent. L'artère spermatique, au contraire, résiste, alors même qu'elle aurait été isolée.

Cette méthode est moins brillante, elle ne permet pas la réunion par première intention, mais elle est beaucoup plus sûre, dès qu'on n'est pas bien certain de reconnaître et respecter l'artère spermatique.

Tillaux.

Pratiquer une incision sur toute la hauteur du cordon, sans ouvrir la tunique vaginale. Arriver avec précaution sur le paquet veineux. Chercher le canal déférent et l'artère déférentielle, les isoler. Isoler les veines en un ou plusieurs faisceaux, sans oublier le groupe postérieur, situé en arrière du canal déférent.

Passer un double fil de catgut en arrière de chaque faisceau. Faire deux ligatures, à quelques centimètres l'une de l'autre et réséquer la portion intermédiaire.

Laver, drainer et suturer.

Le Dentu.

L'excision simplifiée du fond du scrotum est d'une exécution aussi certaine et plus rapide que le procédé de résection des veines de M. Horteloup.

La méthode d'excision scrotale à temps successifs, simple ou combinée, est la suivante :

1° *Excision simple.* — On place une première pince à ovariotomie sur la partie du scrotum voisine du périnée, la concavité des mors étant tournée vers le testicule.

Une deuxième pince est placée sur le tiers moyen des bourses, la concavité des mors tournée en arrière, tandis que son bec atteint la première pince, vers le milieu du mors.

Suturer, en arrière de la pince postérieure. Excision de la portion correspondante du scrotum.

On noue alors immédiatement les fils mis en place à l'avance.

On fait de même au niveau de la deuxième pince, après avoir saisi la portion supérieure des bourses.

Pas de drainage.

2° *Excision combinée à la résection des veines au niveau du cordon.* — Agir ainsi :

1° Isoler le faisceau veineux le plus développé, mais ménager l'autre. Avoir soin de séparer, avant toute section, le canal déférent et l'artère spermatique si possible.

Poser deux ligatures sur les veines à 2 ou 3 centimètres de distance.

Exciser le tronc intermédiaire. Drainer la portion du cordon correspondant à l'excision. Sutures soigneuses.

2° Pratiquer l'excision scrotale de bas en haut, de

façon à ce que l'excision du segment supérieur du scrotum rejoigne par son extrémité supérieure celle qui a été faite pour le faisceau veineux.

Bouilly.

I. TRAITEMENT PALLIATIF. — Traitement palliatif de préférence :

Port d'un suspensoir.

Vêtements larges et peu serrés.

Ablutions froides.

Pas d'exercices violents.

II. TRAITEMENT CHIRURGICAL. — Il est rarement indiqué. Il faut pour cela que le varicocèle donne lieu à des troubles graves.

L'opération de choix consiste à combiner la résection du scrotum à l'excision du paquet veineux entre deux ligatures, en respectant l'artère spermatique.

P. Reclus.

I. TRAITEMENT PALLIATIF. — Dans le cas où le varicocèle n'occasionne ni gêne ni douleur, se contenter de conseiller le port d'un suspensoir et s'abstenir de toute intervention.

II. TRAITEMENT CHIRURGICAL. — Si les douleurs s'aggravent, si le malade est rendu hypocondriaque par la présence du mal, on pratiquera de préférence la résection du scrotum. Elle ne menace ni les artères spermatiques ni le canal déférent.

La ligature simple ou double, avec ou sans résection du paquet variqueux, sera réservée aux cas dans lesquels il existe une altération des veines, (varicocèles noueux, à veines épaisses, incrustées de sels calcaires).

E. Schwartz.

I. Traitement hygiénique et orthopédique. — Pas d'exercices violents, éviter la station debout, les excès de tous genres, et toutes les causes de congestion pelvienne (coït, purgatifs drastiques, constipations).

Recommander l'hydrothérapie, les bains froids.

Port d'un suspensoir destiné à soutenir les testicules, à maintenir raccourcis les cordons spermatiques.

On devra choisir un suspensoir de soie, à jour, ni trop lâche, ni trop serré, s'adaptant bien aux bourses, qu'il doit comprimer sans causer de douleur.

II. Traitement chirurgical. — Les indications chirurgicales sont exceptionnelles. On devra pour cela avoir égard à l'intensité des douleurs, au volume des veines, à la rapidité de leur développement, à la production des troubles mentaux graves.

Dans les cas légers ou moyens, la ligature et la résection des veines peuvent suffire.

On fera la ligature simple, la double ligature sans excision ou bien la résection entre deux ligatures.

1° *Ligature simple.* — On pourra s'en tenir à la simple ligature, ainsi que nous l'avons fait dans un cas où le résultat a été excellent.

2° *Ligature double.* — Ou bien on réséquera le scrotum entre les deux fils et même en deçà et en delà d'eux, interrompant ainsi la continuité des veines.

3° *Résection entre deux ligatures.* — Excision de 5 à 9 centimètres le long du cordon, dont on coupe les enveloppes.

Rechercher l'artère spermatique, qu'on doit éviter

de lier ou de couper, puis, à l'aide de deux fils de catgut, on oblitère le paquet veineux entre deux ligatures.

4° *Excision et résection*. — Dans les cas graves, pour les gros varicocèles, on emploiera les procédés combinés de Horteloup et de Le Dentu.

Le procédé de Horteloup consiste à associer la résection du scrotum à l'excision du faisceau veineux postérieur. Afin de pincer le scrotum et le plexus veineux, on se sert d'un clamp spécial posé sur les bourses rendues aseptiques. A l'aide de deux tubes de plomb, traversés de fils d'argent et placés à droite et à gauche du clamp, on établit une suture superficielle.

Une fois la suture terminée, on excise tout ce qui dépasse le clamp en avant.

Pour le procédé Le Dentu, voir p. 248.

Picqué.

Exciser à ciel ouvert le paquet variqueux, en réséquant le scrotum sur une plus ou moins grande étendue, suivant les cas.

La recherche de l'artère spermatique au milieu du paquet variqueux est difficile, mais n'est pas nécessaire, car la section n'entraîne pas forcément l'atrophie du testicule.

Inciser la peau perpendiculairement à la direction du cordon, ce qui permet la résection consécutive du scrotum.

Isoler le cordon, en incisant la gaîne sur une petite étendue. On voit alors apparaître le paquet variqueux qui fait hernie.

Après avoir reconnu la position du canal déférent, on passe, sous le peloton variqueux, un fil de catgut fort et l'on serre.

Placer une seconde ligature à la limite inférieure du paquet, dont on exagère la hernie, et pratiquer la section de l'anse veineuse ainsi formée, entre les deux ligatures.

Suture à volonté de la gaine.

Suture cutanée ordinaire.

La guérison se fait rapidement et le malade peut se lever au bout de quatre ou cinq jours.

SUPPLÉMENT

ABCÈS PÉRI-URÉTRAUX DU PÉRINÉE.

Félix Guyon.

Cette affection motive une intervention prompte et décisive.

Employer le procédé suivant, qui consiste à traiter, 1° l'*abcès*; 2° le *canal*.

I. TRAITEMENT DE L'ABCÈS. — Inciser de bonne heure, pour éviter la fistule, prévenir l'infiltration urineuse et l'infection purulente, soulager la douleur. Il y a donc indication formelle à pratiquer l'incision, dès que l'on constate l'œdème, la douleur et la chaleur ;

2° Que l'on emploie le thermo-cautère ou le bistouri, l'incision sera étendue de la racine des bourses à un centimètre de la marge de l'anus, sur le trajet du raphé médian et aussi profonde qu'il sera nécessaire ;

3° La position du malade sera celle de la taille périnéale, les cuisses fléchies, la région périnéale bien antiseptisée ;

4° Incision, couche par couche, jusqu'à la poche purulente, débridement des anfractuosités avec le doigt ou la sonde cannelée ;

5° Drainage au plafond, c'est-à-dire en plaçant vers le sommet de la plaie, à la racine de la verge, un drain fixé par un crin de Florence, en se servant du doigt indicateur comme conducteur et à l'aide de l'aiguille de Reverdin ;

6° Lavage antiseptique de la plaie, pansement iodoformé.

Un pansement à plat, sans drainage, suffit quand les abcès sont aigus et que le canal est intact.

En tout cas, l'existence d'une fistule ne modifie point ce manuel opératoire ; on veillera seulement au libre écoulement de l'urine et on évitera sa stagnation.

II. Traitement du canal. — Faut-il dilater ou urétrotomiser le canal ? Ces interventions doivent-elles être tardives ou immédiates ? Voici la réponse à ces questions.

1° Ne pas sonder si l'abcès est aigu, car l'incision de l'abcès fera disparaître la compression de l'urètre, la rétention d'urine et la douleur de la miction.

2° Urétrotomiser seulement quand l'inflammation a disparu et que la plaie est bourgeonnante.

3° La sonde à demeure est inutile quand l'urine coule librement par une fistule, car ce liquide ne fait point obstacle à la cicatrisation. Plus tard, quand la fistule est très petite, passer avant chaque miction la sonde de Nélaton. La sonde à demeure est indiquée seulement quand les mictions sont trop fréquentes et que le rétrécissement est très serré

4° Quinze jours après l'incision et après la disparition de l'inflammation, urétrotomie ou bien dilatation simple.

Dans les cas de foyers anciens, compléter l'incision médiane par l'ouverture sur la sonde cannelée des diverticules latéraux, par l'excision des indurations et au besoin, s'il y a lieu, pratiquer la résection partielle de l'urètre.

Enfin, traiter les fistules persistantes par l'urétrotomie et, si elles sont rebelles à cette opération, par l'injection d'agents caustiques.

ALBUMINURIE.

Bouchard.

Albuminurie rénale. — L'idée de l'auto-intoxication et de la multiplicité des poisons qui s'accumulent, quand le rein est malade, s'affirme de plus en plus.

Le traitement pathogénique doit donc avoir pour but d'arrêter dans sa source chacune des catégories de ces poisons ; il faut leur trouver d'autres voies d'élimination, et leur opposer des antidotes.

Régime. — Au nombre des moyens usités, le *lait* est surtout précieux ; donné en quantité modérée comme aliment exclusif, comme boisson exclusive, il diminue la surcharge d'un organisme où l'émonctoire se fait mal, et le malade bénéficie de la moindre quantité des liquides ou des solides, surtout des aliments azotés ; mais il ne faut pas croire que si un litre de lait est utile, deux litres de le lait seront deux fois plus.

On obtient également de bons effets avec les *œufs*, qui, dit-on, modifient moins avantageusement l'albuminurie ; mais qu'importe, l'albuminurie n'est pas une maladie ; elle est un élément de diagnostic et de pronostic et non une cause d'aggravation de la maladie.

Si l'albuminurie est un symptôme mal famé, c'est parce qu'il est souvent l'avant-coureur d'accidents graves ou le signe d'une maladie de longue durée, urémie ou chronicité.

Mais il n'y a pas que les albuminuries rénales qui soient capables de provoquer des accidents toxiques. Il existe en effet, des albuminuries étrangères à une maladie du rein.

Albuminurie cutanée. — C'est celle que détermine, par action réflexe, l'irritation des nerfs cutanés. Elle peut être provoquée expérimentalement chez l'animal, par l'application de compresses de chloroforme ; on l'observe fréquemment chez l'homme à la suite d'une friction térébenthinée ou à la suite de la friction classique dans le traitement de la gale. Le même phénomène se produit après la faradisation du sciatique. Ce sont des albuminuries par excitation nerveuse ; elles se montrent et disparaissent soudainement.

Albuminurie dans la goutte, le diabète, l'obésité. — D'autres albuminuries s'observent au cours des maladies chroniques, telles que la goutte, le diabète, l'obésité.

Quand, chez un goutteux ou un diabétique, on voit apparaître l'albuminurie, on croit généralement que c'est le début de la néphrite fatale. Il n'en est rien, le plus souvent, et il y a chez les goutteux, chez les diabétiques, chez les obèses, des albuminuries qui ne s'affranchissent pas de la maladie protopathique, qui s'associent, au contraire, à ses variations, qui diminuent ou disparaissent quand l'affection primitive s'améliore, qui sont fréquentes dans les périodes initiales de ces maladies ou dans les périodes d'exaspération, puisqu'ils disparaissent pendant des années quand l'état morbide principal s'est affirmé dans sa période d'état ; qui n'ont pas la constance de l'albuminurie des reins, et qui ne s'accompagnent pas des accidents cardiaques, hémorragiques, dyspnéiques, etc., qui forment le cortège symptomatique de l'albuminurie permanente, signe de la néphrite qui vient compliquer tardivement ces maladies.

L'albuminurie, qui dépend soit de la goutte, soit du diabète ou de l'obésité, se guérit tous les jours.

Albuminurie dans la dyspepsie. — Dans la dyspepsie, dans celle surtout qui accompagne la dilatation de l'estomac, l'albuminurie est fréquente. Nulle au réveil, elle reparaît avec les repas et avec l'exercice ; elle se guérit facilement.

Albuminurie hépatique. — Elle ne dépend nullement d'une affection des reins. En effet, le foie peut élaborer certaines substances albuminoïdes, de telle sorte que l'albuminurie en résulte.

Chez les dilatés à foie congestionné, l'albuminurie est bien plus fréquente que chez ceux dont le foie est normal. Il en est de même dans l'obésité, dans le diabète et dans la goutte ; ainsi, pour ne parler que de cette dernière maladie, sur 100 goutteux avec foie normal, 43 albuminuriques ; avec gros foie, 100 albuminuriques.

Albuminurie intermittente. — Les albuminuries intermittentes n'existent pas en tant que maladie ; toutes le sont, excepté celles dues à une lésion rénale. On les observe aussi fréquemment chez les enfants et les adultes, quand la croissance s'effectue mal.

En présence de ces nombreuses variétés d'albuminuries, le traitement doit varier selon les cas ; il faut combattre non le symptôme, mais la condition pathogénique de ce symptôme.

Constantin Paul.

Les *sels de strontium* sont antialbuminuriques :
employer le *lactate*.

Solution antialbuminurique.

Lactate de strontium............ 50 grammes.
Eau................................. 300   —

Une cuillerée à bouche matin et soir, soit environ
6 gr. par jour.

C'est là une excellente médication, à condition
que nous trouvions en pharmacie des sels de strontium purs.

Quand on cesse la strontiane, l'albuminurie
remonte à son taux primitif.

BLESSURES DE L'URÈTRE.

Félix Guyon.

L'*urétrotomie externe* est en général facile, lorsqu'il
s'agit de rétrécissements dus à un traumatisme du
périnée ; il faut réserver le *cathétérisme rétrograde*,
souvent préconisé dans ces cas, aux rétrécissements
de l'urètre occasionnés par une fracture du bassin.

Si l'on a recours à l'*urétrotomie interne*, il faut suivre la paroi inférieure de l'urètre ; le siège de la
lésion, qui est alors la portion membraneuse, exposerait, si l'on incisait la paroi supérieure, comme
il est de règle pour les rétrécissements de l'urètre
antérieur, à blesser le plexus de Santorini.

INFILTRATION D'URINE.

Ricard.

En présence d'une infiltration d'urine urétrale, c'est-à-dire succédant ordinairement à la rupture du canal en arrière d'un rétrécissement, il faut immédiatement :

1° Par une incision large et profonde sur la ligne médiane du périnée, ouvrir le foyer primitif de l'infiltration, c'est-à-dire la loge principale intérieure, dont on sectionne l'aponévrose superficielle et dont le doigt brise ensuite ensuite les cloisons celluleuses ;

2° Pratiquer des incisions libératrices et limitantes, nécessitées par l'étendue de l'infiltration, incisions ne comprenant que la peau et le tissu cellulaire sous-cutané et non l'aponévrose superficielle ;

3ᵉ Panser les plaies antiseptiquement avec la solution de chloral de préférence, pour éviter l'intoxication phéniquée : ne pas négliger un traitement tonique et reconstituant ;

4° Ne songer qu'après une période assez longue (parfois plusieurs semaines) à agir sur les causes premières de l'infiltration, c'est-à-dire le rétrécissement et lever cet obstacle plutôt par l'urétrotomie interne que par la dilatation.

RÉTENTION D'URINE.

Ricard.

Rétention d'urine complète. — Le traitement varie : lorsque le canal est libre (rétention d'origine médicale), le cathétérisme fait cesser tous les accidents, on se sert en pareil cas d'une sonde en caoutchouc rouge, qu'on laisse ensuite à demeure.

Les tentatives de ce genre sont contre-indiquées dans les rétentions d'urine d'origine inflammatoire, que l'on observe dans les cours de certaines blennorragies.

Les bains, les antiseptiques, les émollients appliqués sur la région périnéale rendent les plus grands services.

Rétention par altération organique du canal. — Le chirurgien, après avoir essayé de se rendre compte de la nature de l'obstacle et tenté de faire pénétrer une bougie dans la vessie, parera au plus pressé en assurant l'écoulement de l'urine.

La ponction capillaire constitue ici une précieuse ressource ; elle permet de gagner du temps, c'est donc par elle qu'il faudra commencer.

On pratiquera ensuite l'urétrotomie interne, l'urétrotomie externe ou la boutonnière périnéale.

Bazy.

Rétention aiguë dans le rétrécissement de l'urètre. — Elle est due à la *cystite*, se montrant soit d'emblée sous la forme aiguë ou subaiguë, soit sous la forme d'une poussée.

TRAITEMENT MÉDICAL. — Le traitement topique de la cystite convient parfaitement ; il doit toujours être tenté ; il sera associé à un traitement chirurgical, dont il est l'adjuvant.

TRAITEMENT CHIRURGICAL. — Faire passer une sonde, si le rétrécissement est suffisant, ou une bougie simplement.

Si, malgré le passage de cette bougie, la miction ne se faisait pas, faire l'urétrotomie interne.

Si le rétrécissement n'est pas perméable, avoir

recours au cathétérisme appuyé, quelquefois à l'urétrotomie externe, plutôt à la ponction capillaire
de la vessie, et quelquefois aussi à la taille hypogastrique.

RÉTRÉCISSEMENTS DE L'URÈTRE.

Bazy.

Dans les rétrécissements du canal de l'urètre
multiples et non dilatables, pratiquer l'urétrotomie externe du dernier rétrécissement.

A travers l'incision, introduire les instruments
de lithotritie.

On peut faire ensuite la dilatation rétrograde des
rétrécissements situés en avant du rétrécissement
sectionné et excisé.

Le rétrécissement excisé peut être ensuite suturé
sur une sonde.

FIN

TABLE DES AUTEURS

Bazy.

Blum (A.).

Bouchard.

Bouilly.

Broca.

Brocq.

Bucquoy.

Campenon.

Championnière (Lucas).

Chauffard.

Comby.

Dreyfous.

Du Castel.

Dujardin-Beaumetz.

Duplay (S.).

Ferrand (A.).

Hayem.

Huchard.

Humbert.

Jaccoud.

Juhel-Renoy.

Jullien.

Kirmisson.

Labbé (Léon).

Lancereaux.

Lecorché.

Le Dentu.

Legendre.

Lejars.

Mauriac.

Potain.

Pozzi (S.).

Quénu.

Reclus (P.).

Rendu (H.).

Sée (Germain).

Sée (Marc).

Segond (P.).

Simon (Jules).

Terrier (Félix).

Terrillon.

Tillaux.

FIN DE LA TABLE DES AUTEURS.

TABLE DES MATIÈRES

FIN DE LA TABLE DES MATIÈRES.

7821-94. — Corbeil. Imprimerie Éd. Crété.

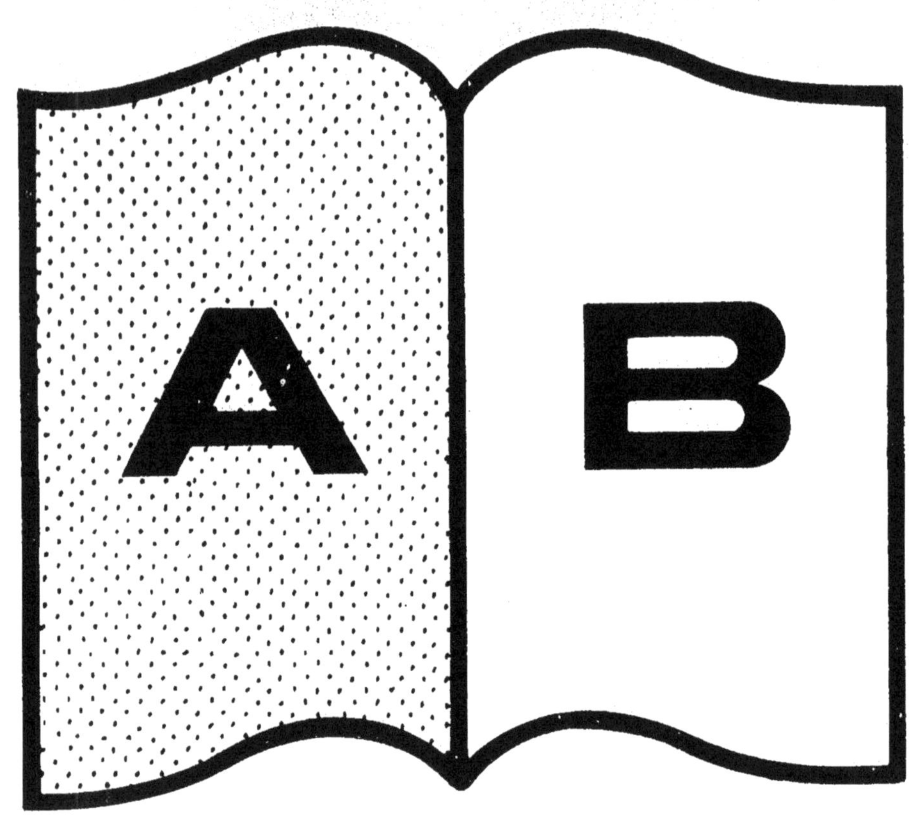

Contraste insuffisant

NF Z 43-120-14

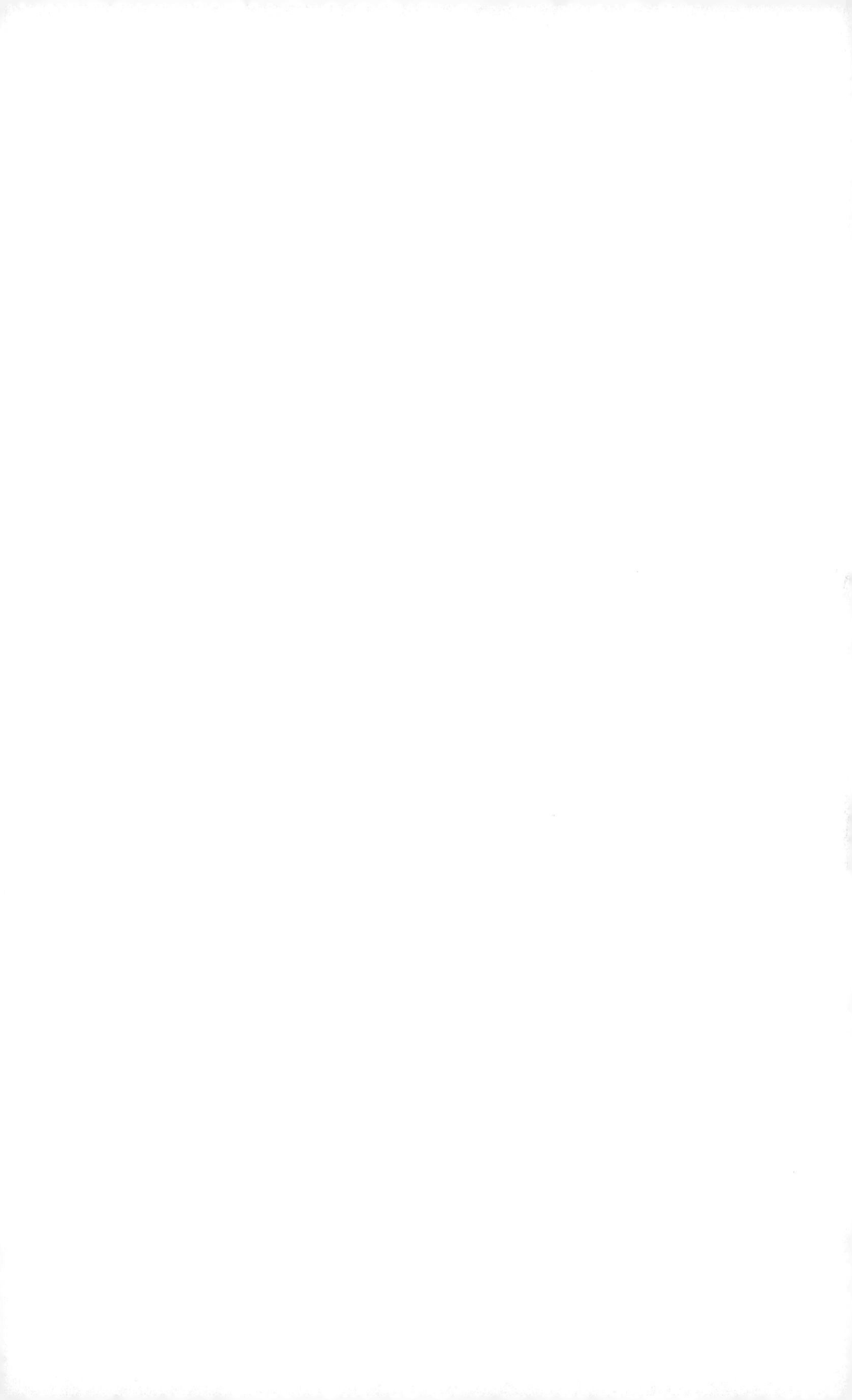